Mystery 45

Mystery 45

Mystery 45

Mystery 45

黎明行者

Bringers of the Dawn: Teachings from the Pleiadians

來自光之家族昴宿星人的智慧教導

芭芭拉・馬西妮亞克（Barbara Marciniak）——著

謝汝萱——譯

Mystery 45

黎明行者 來自光之家族昴宿星人的智慧教導

原文書名 Bringers of the Dawn: Teachings from the Pleiadians
作　　者 芭芭拉・馬西妮亞克（Barbara Marciniak）
譯　　者 謝汝萓
書封設計 柯俊仰
特約美編 李緹瀅
主　　編 高煜婷
總 編 輯 林許文二

出　　版 柿子文化事業有限公司
地　　址 11677臺北市羅斯福路五段158號2樓
業務專線 （02）89314903#15
讀者專線 （02）89314903#9
傳　　真 （02）29319207
郵撥帳號 19822651柿子文化事業有限公司
投稿信箱 editor@persimmonbooks.com.tw
服務信箱 service@persimmonbooks.com.tw

業務行政 鄭淑娟、陳顯中

初版一刷 2023年03月
　　二刷 2023年03月
定　　價 新臺幣480元
I S B N 978-626-7198-27-8

網路搜尋 （60秒看新世界）

～柿子在秋天火紅 文化在書中成熟～

國家圖書館出版品預行編目(CIP)資料

黎明行者：來自光之家族昴宿星人的智慧教導／芭芭拉・馬西妮亞克（Barbara Marciniak）著；謝汝萓譯. -- 初版. -- 臺北市：柿子文化事業有限公司, 2023.03
面；　公分. -- (Mystery；45)
譯自：Bringers of the dawn : teachings from the Pleiadians

ISBN 978-626-7198-27-8(平裝)

1.CST: 超心理學 2.CST: 靈修

175.9　　111022378

致光之家族

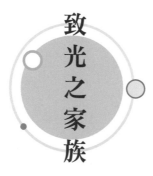

推薦

引領你自我成長、開悟的智慧

各界好評（按姓名英文字母順序、中文筆劃少至多排列）

你我內在小宇宙進化蛻變的指標

這是一本神識高維度的傳訊，也是每個人內在小宇宙進化蛻變的指標，真心推薦它！閱讀時，選擇共振的部分，同時輕鬆開放的欣賞著！

Asha，靈性圈知名傳訊者、心悅人文空間創辦人之一

外星人對我耳邊講話！

《黎明行者：來自光之家族昴宿星人的智慧教導》的原文版，在我的書架已經有數十載。在流浪美國的日子裡，就是它伴著我渡過尋找外星遺跡的歲月，當時說不出為何對它如此喜愛，總是隆而重

方仲滿Moon Fong，香港飛碟學會創辦人及會長

之的貼心珍藏著，如今再次翻看，原來它在高層次總結了我三十逾年以來涉獵外星事的所見所聞、忖摸推敲的所思所想。本書是七姊妹星人語，卻更像智者娓娓道來，引導我們探知外星現象背後千絲萬縷的龐大計畫、轉世此時此刻的使命，以及地球人的真出路。

來自昴宿星人的心靈訊息將療癒地球人

江晃榮，生化博士、臺灣外星人研究所所長、國際知名飛碟專家

昴宿星團（Pleiades）位於金牛座，此名稱來自希臘神話。以研究大宇宙外星人、飛碟學觀點來看，昴宿星人與地球人是有關聯的，他們最初出生在金星，為了傳播文明而移居到昴宿星團，然後再轉世成為部分地球人，以完成在地球上的使命。他們擁有遠遠超越地球人的科技、文明及先進思維。而地球有很多宣稱與昴宿星人接觸並得到來自昴宿星人訊息者，故有許多來自昴宿星人訊息的書籍。

昴宿星人的使命之一是保護地球免受破壞，並透過提高人類的振動頻率，以減少負面情緒和防止戰爭發生。目前地球人自己正在毀滅地球，破壞生態、創出人造病毒、散播仇恨並發動戰爭等，而重視美麗與和平的昴宿星人在此關鍵時刻前來相助，以便人類能夠自然（而非靠武力）提升心靈振動。

昴宿星人的另一任務，是實現地球人類心靈的提升到高次元空間，也就是改進靈魂的品質，如此就可以用愛帶領世界走向和平。藉由光能量也可喚醒原本在人類身上沉睡的超能力，所以未來心電感應、預知、心靈傳送等都是可能的。

本書提供了非常豐富的昴宿星人訊息，包括積極正面思考，值此混亂邪惡的當下，人人都應閱讀本書以消乖戾之氣。

一部精彩萬分的地球全史

呂應鐘，台灣飛碟學會創會理事長

在所有來自外星人的訊息中，「昴宿星」的信息是很常見到的，為什麼呢？

昴宿星團在北半球的冬季很容易看得到，位於金牛座，一般通常可以見到七至十四顆亮星，俗稱「七姊妹星團」。以藍色高溫恆星為主，是一個大而明亮的疏散星團，距離地球只有四百四十四光年，算是很接近地球的星團之一。事實上，自古以來，不管是東方、西方，都有很多關於昴宿星的記載，像是希臘神話、印度神話、《聖經》、《古蘭經》或古希臘詩人荷馬的《伊利亞德》和《奧德賽》，甚至在古中國漢朝《論語比考讖》書中，描述了堯帝與太尉舜遊歷首山，忽有五老過來，揭示了帝堯禪讓虞舜的過程及其天命之必然——令人驚訝的是，這五老竟然來自昴宿星。

我研究幽浮外星人主題足足四十八年，曾經在《資治通鑑》等不少史料中找到非常多無法用現代天文學解析的發光體記錄，所以個人堅決相信，這些東、西方的史料記錄絕對不是巧合，都是曾經發生的事實。

我在閱讀本書時，光是讀到前言，心中便油然升起一股熟悉的感覺，當中「妳必須全憑自己的直覺來整合材料，不必那麼講究邏輯，運用直覺，妳就能獲得指引」、「這是直接接受指引行事的開端」這些句子，正好說明了我自己近五十年來能夠出版那麼多跨越不同領域的書籍——也就是「接受指引行事」。這些訊息也彷彿是在對我說的！「所有實相皆非實體，未來也不是固定的」，不正是佛家的「色即是空」與「無常」嗎？尤其是「與非實體的存有溝通」一句，讓我深具同感，我是理工出身的人，能夠在道學、佛學與神學三個領域中出版二十一部用宇宙生命科學重新詮釋宗教經典的書籍，正是宇宙高智慧的存有傳輸給我的，所以我敢說，這本書的訊息值得深入思考。

我認為，讀者不妨可以用「地球全史」的角度來看待這本書，當中很多足以顛覆認知的情節令人拍案叫絕，而且幾乎每一頁都有出奇的訊息，實在精彩萬分，建議各位慢慢地去閱讀、細細地去體會。謹欣以為序。

周介偉，光中心創辦人

「光行者」的地球任務行動指南

無論你是投生地球之前就決定，或現在才覺醒加入的「光行者」（協助人類覺醒和地球揚升的光之工作者，人人只要有意願覺醒，都可以是「光行者」），我都要推薦你這本在地球的任務行動指南書，書中為光行者提供了許多警示和有用的資訊，例如——

光行者的任務：配合地球進入高振頻光子帶，把光帶進地球，提升整體振頻。

遭遇的主要挑戰：地球累世被操控和無知所造的大量集體恐懼和負面信念，要以身作則去破除、去平衡，憶起神聖光明的本質。

攻略藍圖和配備：可提升自身能量（啟動十二螺旋DNA、十二脈輪，開啟隱藏的九十%潛能）、運用聲音和情感等工具、成為更強大的存在等等。

在目前看似動盪不安、問題叢生的世道中，光之工作者們要如何安頓身心，成為穩定地球頻率的光柱，本書是可以幫助你保持清醒且採取有效行動的必讀參考書！

後疫情時代啟動自體免疫機能的身心靈多次元演化療癒

眭澔平，臺大歷史、康乃爾大學文化人類學暨山東中醫藥大學醫學博士、針灸推拿經絡中醫師
最高級心理師、臨床催眠治療師、大旅行家、金鐘金曲十項獎座傳媒文創大師、現任臺科大通識教授

地球村面對三年新冠病毒的肆虐隔離，總算等到了後疫情時代，人類重啟所有的互動與活動，但變種病毒仍蠢蠢欲動且蓄勢待發；人禍對立的烏俄戰爭毀滅殺戮無窮止境，延伸到美俄中的三強分合較勁對壘，外加世界經融財富資源的集中壟斷與弱肉強食……未來的一切似乎都已直指人類內心最絕望無助的晦暗角落。

正如書中所述：昴宿外星球高等文明的訊息轉達予人類，是因為昴宿星人即當今地球人類的「未來」，我們現在的荒亂無度、倒行逆施將會嚴重影響至未來昴宿星人的處境，莫怪外星人趕來提醒我

們。一旦經由學習發出意向到自我生成，我們人類就可以啟動「十二螺旋」，在體內加速整合演化「十二輪脈」的覺知運作，如此便能優游運用李嗣涔博士所研究之「宇宙信息場」裡的無盡高能量資訊智慧，而「未來」的昴宿星人調整了「過去」的我們，就會出現一個他們更美好的「現在」。

我甚至驚訝地發現：居然連我自己的閱讀到再執筆推薦序文和創作書寫一家之言，也都經歷本書成書過程裡同樣的啟蒙測試清理、打散邏輯心智的預設步驟，方能走上宇宙的直覺分類資訊、迎來自我的覺知演化溝通，進而傳達表述出最精準的高智訊息。一如三次元維度的我們，對二次元的螞蟻可以不聞不問，但若這群宇宙裡的鄰居或我們的「前世盟友」，哪天竟在我們共同生活的千萬平行宇宙大時空裡，又是挖牆腳、啃樑柱，又是胡亂引爆恐攻、核彈大戰，那可就絕對不能坐視不管了。

有福氣讀到這本發人深省的著作，正來自於這樣的宇宙背景，請讀者特別留意每個段落，編者細心又貼心地幫大家條理分明整理的「昴宿星人留給地球人的靈性成長指南」。

閱讀過程中，我也彷彿從中了悟何以自己會甘之如飴，花費三十二年的光陰孤獨旅行走訪、攝影記錄體驗，完成全世界二百五十八個國家、地區；其中特別橫貫十八年的時間又戮力念了一個中醫醫學博士學位，並考到國家最高級心理師的證照；原來以上這一切就是在等待我進一步身心靈深層溝通詮釋，其中尤以關鍵的「十二螺旋」帶出的「十二輪脈」。這套實用學理不僅將傳統印度的人體「內七輪」彰顯，還增添對外銜接連結到環境、地球、銀河系乃至星際、宇宙的「外五輪」無窮盡的高等智慧能量。

本書無價的禮物就是來自於我們的「情緒」，這是一把開啟「地球活圖書館」，取得高端尊貴智慧訊息的金鑰匙。翻閱扉頁的那一瞬間，鑰匙已經交在你的手上，就看你了。

活在第五次元的生活方式

庫瑪Kuma Chao，《光的療癒者——活在第五次元的世界》作者

宇宙能量源源不絕的來到地球，透過此書的閱讀，能認識到每一個人存在的任務並學習掌握身體的能力，進入內在力量治癒情緒與身體必須治癒的地方，活出自身的光與愛，透過維持、活出、運用自身頻率為他人指路，這是活在第五次元的生活方式，也與我有很多的共鳴，值得細細的賞析學習。

找回自己的力量，成為光與愛，以及自身頻率的守護者

22日生的黑眼包，圖文作家、插畫與平面設計師

昴宿星人當年的傳訊教導，時至今日，某些事件儼然已是現在進行式，時間之於靈性存有，彷彿不具任何關鍵性，神聖的宇宙法則更是不因時間而改變。

夢境和冥想都是我們可以感知其他維度的具體方式，某些靈感的出現或許只是我們從某個宇宙雲端資料庫所擷取的訊息，突如其來的情緒感受也可能是瞬間感知到其他實相的自我，每個人都擁有對

於意識所存在之不同次元的感知能力，但總以為是自己想太多，多重宇宙的切換可能不如奇異博士那般華麗，但的確是我們能探索與感知的。若我是某種外星人，我想我和昴宿星人一定有較深的連結，藍皮膚人一向是我最常有的畫面之一，在睡前閉上眼時，總有許多不認識的畫面出現，即使身處三維物理實相、擁有邏輯心智頭腦的我無法解讀，讓感受帶領，便會明白那只是對於其他維度的感知。

昴宿星人教我們找回自己的力量，成為光與愛、成為自身頻率的守護者，有時候，什麼都沒說，光是存在著，提升且維持自己的頻率，就是一種環保愛地球的表現了❤

國際推薦

《黎明行者：來自光之家族昴宿星人的智慧教導》指出了一條具創造性的正面道路，讓我們開啟內在的光，它強調致力於靈性成長的原則，不論情況為何，都能帶領我們取回自己的天生力量。

——達瑞爾安卡（Darryl Anka），巴夏傳訊者

《黎明行者：來自光之家族昴宿星人的智慧教導》為地球的原始記錄提出了關鍵教導，不僅充滿著力量與愛，也對我們要如何參與孕育地球原創天才的宏偉新時代，表達出清楚的意向。

——芭芭拉．漢德．柯洛（Barbara Hand Clow），《基督之心》作者

介紹
關於芭芭拉·馬西妮亞克

昴宿星人是一群來自昴宿星團的外星人。他們自一九八八年五月十八日起透過芭芭拉·馬西妮亞克發言，表示他們是在「和諧匯聚」（Harmonic Convergence，一九八七年八月十六、十七日，太陽系的六顆行星與日月對齊，占星學稱為「和諧匯聚」，意指自此之後，地球的能量由好戰轉變為和平、由衝突轉變為合作）的時期「受胎」，九個月後在希臘雅典出生。這群昴宿星人本來有七十五到一百個實體，如今他們經常自稱是「昴宿星人集合」（Pleiadians Plus），顯示其中結合了其他外星人的勢力。

昴宿星人的教導可用薩滿的實踐來比擬，那種古代的意識體是物理領域及靈性領域的中介，引領人們在弔詭、範式轉移（當被遵循且公認的模式與新現象不相容時，便會促進新理論或新範式被採用，而以新範式替代舊範式，便被稱為「範式轉移」）、靈性中發現自我。

芭芭拉·馬西妮亞克是國際知名的傳訊人士，來自北卡羅來納州。她從一九八八年五月起在希臘雅典傳訊，當時她的古埃及與希臘三週之旅正近尾聲。旅途中，芭芭拉油然生出一股衝動，想在今生重新體驗特定的廟宇與力場——吉薩的大金字塔、尼羅河畔的寺廟、雅典衛城、德爾菲神廟等。

自那時以來，芭芭拉在全美各地主持了多項課程與工坊，並協助籌劃祕魯、墨西哥、埃及、希臘、峇里、澳洲等神聖力場的旅行。她感覺那些聖地本身連接著能量漩渦，蘊含著更高心智的知識，地球目前正要重新創造那種更高意念。

芭芭拉認為她接觸昴宿星人的經驗是無價之寶。她的工作將她連上了個人、全球、宇宙轉變的種種契機，對此她不勝感激。

目錄

Chapter 3

上帝究竟是何人？

Chapter 4

在自由意志的宇宙拿回自身的主權

Chapter 5

你身上有光之和弦嗎？

Chapter 6

你是解開宇宙歷史的鑰匙 117

Chapter 7

多次元融合的時候到了 130

Chapter 8

Chapter 9

Chapter 10

Chapter 13

你的存在目標又是誰的目標？　220

Chapter 14

讓情緒告訴你「發生了什麼事」　234

前言

昴宿星人賜予我的無價禮物

芭芭拉．馬西妮亞克與我在一九八八年相遇，當時，我們都剛展開令人興奮的人生新階段：我搬到密西根，和出版商康寧科夫夫婦（Barrie and Susie Konicov）催生了一本新雜誌《連接的環節》（Connecting Link），芭芭拉則開始為昴宿星人傳訊。從事形形色色的工作，同時旅行、追尋、研究拓展意識的材料，多年下來，我們已經交出能說明「我們是誰」、「我們的信仰為何」的成果，並為此振奮不已。

在其後的兩年內，芭芭拉與我四處參加博覽會，頻繁涉獵昴宿星人的教導，整體而言，我們非常享受這一切。我們討論說要寫一本談昴宿星人教導的書，但從未真的安排進度，畢竟只要時候到了，這本書自然會出現。

一九九〇年是「無名年代」（unnamed decade）揭幕的那一年。《連接的環節》穩紮穩打，芭芭拉手中也有了三百多卷昴宿星人的錄音帶。我覺得搬回紐約的時候到了，在那裡我可以繼續以電腦編雜誌，同時多拓展一些人脈。另外，我也覺得寫這樣一本書的時機成熟了。

一想到「這本書」，我就會想像昴宿星人向我口授，我只要把錄音帶的內容轉錄下來、編輯一下材料，就大功告成了。不需要特別花什麼工夫，也不會在壓力重重的雜誌進度之外占用太多時間。因此，五月我和芭芭拉坐下來進行「寫書傳訊」，我在聽到昴宿星人對寫這本書的看法時嚇了一跳。

意想不到的寫書方式

昴宿星人挑明了說，他們不會口授本書的內容，我必須自己有一套整合材料的方法。那個時候，我大惑不解，他們告訴我：「如果我們直接告訴妳這本書的內容，妳就是我們的員工。那妳出了什麼力呢？這本書必須為妳而生，這段妳本人親力親為的過程，是一種運用創意的全新方式。」

唉！

「好吧，那我要如何進行這個神奇的過程？」我問道，「從哪裡開始？」

他們回道：「妳必須全憑自己的**直覺**來整合材料，不必那麼講究邏輯。運用直覺，妳就能獲得指引，也能檢驗妳能否不以邏輯心智來預設步驟，就執行並完成一項計畫。對妳來說，這是一大練習。妳可以由此提升到很高的意識層次，那裡有較高的秩序，也有較多的信任。當這本書寫完並成功出版後，妳會說：『我不知道自己是如何辦到的，一點頭緒也沒有。』

「這故事將顯示，如果妳能清理人們的個人資訊，他們就能走向宇宙。接下來幾個月的過程對妳而言將十分強烈。寫作時，妳本身會歷經**啟蒙**的過程。妳在接下來六個月必須熟悉幾個領域，一切都將水到渠成。」

他們說，我得去聽那些錄音帶，但僅要將我**感覺**會成為本書內容的段落謄寫下來。芭芭拉的妹妹凱倫會憑直覺挑選含有好資訊的錄音帶寄給我，我的朋友瑪莎也會憑衝動挑選要納入哪幾卷錄音帶，接下來就靠我挑出要使用的部分了。他們教我不用按照順序，甚至連如何整合都不要去想，我可以在每一頁使用一到五個字的編碼，再加上一點顏色來分類資訊，這樣就好了。

我開始抓住要領了，但我的邏輯心智還有一個問題。

我問昴宿星人說：「我們要不要在書寫完之前先找出版社，或者，至少昭告一下我們正在寫這本書呢？」

昴宿星人回道：「理想上，沒錯，妳可以昭告一下妳要開始寫這本書了。第一次坐下來寫這本書的時候，請先清理桌面，四周不要一片凌亂或雜亂。把空間清理乾淨，身邊放些**水晶**可以給妳一點協助。接著，妳可以**發出意向**（intend）祈禱：『我在此宣布，我要開始寫書了，我將這份宣告傳送給所有出版社，也傳送給任何有利這份資料出版、也最能從中獲益的人。我的意向是，未來出版本書的人能發現我、出現在我身邊，我承諾會讓自己被辨認出來。我明白促成這段因緣的不是我，我的任務不在這裡。我明白我要傳送這份宣告，如同宣告新生兒誕生一般，而我也會收到回應，我對這點**有信心**。』就是這樣，機緣會來到妳身邊的。

「要記得，妳要熬過的經歷其實是這整個故事的一部分，因為妳對自己會有一些新發現；這則故事會以妳整理的詞彙面世。妳會了解到這本書的重要性，因為妳在根據自己操弄的實相（reality，「現實」指的是我們一般認為〔以感官體驗〕僅有一個的現實，「實相」則是〔簡單說〕個人體認到的現實，即現實的一種個人呈現），而讓不同句子與脈絡透過妳交織成新的秩序，並且為他人創造出一條通往實相的路徑時，妳將獲得經驗。信心不夠的人會發現很難做到這件事——**信任**是終極之鑰，除了信任，妳沒有其他奧援。這關於**交託**，妳將明白，妳可以把妳自己交託出去，妳不會搞砸，妳永遠不虞匱乏，妳絕對不會一無所有地被留下。一切都會依妳的意向迎刃而解！

「妳在其中所扮演的角色，是為了想要達到的目的發出意向，並讓數據直接流通。妳在過程中**認識自己**、為某些資訊編碼時，本書會自行理出一套秩序。妳的體驗將使妳的心智震撼不已。」

如今再讀到當初他們所說的這段話，我眼前的景象已經與那時候截然不同了。他們幾度提到寫這本書的過程對我而言是種啟蒙、我將接受**測試**，還有人們必須**清理**其個人資訊才能走向宇宙等等，我終於意會到那究竟是怎麼一回事。如今我明白了那番話意義何在；但在當時，我一無所知。

當時，我的個人問題正在愈滾愈大：我不信任自己，也不愛自己，事實上，我並不真正知道自己是誰——我區分不出真實的我與表面的我。於是，我開始進行一系列帶給我更多體會的深層體肌（bodywork）療程，去正視那些我不願回想的兒時回憶、身體所囤積的創傷與痛苦。那時我一團混亂，無法振作起來寫這本書——我根本連每兩個月要出版的雜誌都快顧不得了。

冥冥之中自有安排

十月，我隨同昴宿星人到埃及一趟。我知道這趟旅行會成為我人生的重要轉捩點，我認為我會就此打起精神，一口氣寫完這本書。那場旅行簡直妙不可言、強大有力，把我像一塊木板般平平整整地攤開，不但炸開了我的迴路，也**喚醒**了我從不知道它存在的體內區域，其中多半是陰暗醜陋的。我回到紐約時，根本沒辦法動工寫這本書，事實上，我根本不確定自己寫不寫得出來。

當時我有把握的只有一件事：我必須搬出紐約。我在那裡無法專心或平心靜氣，我覺得自己受到能量的轟擊，走在路上感覺自己赤裸裸又毫無防備，我再也無法坐地鐵——搬出紐約的時候到了。

那年十二月，我搬到北卡羅來納州。開頭對了，一切便水到渠成。我在埃及認識的一位朋友莉比住在羅里（Raleigh）南方的鄉下，我知道自己也想住那兒。我發出意向，表示我到羅里之前，就有一棟房子可以入住。我勾勒出它的樣貌，以及那片土地會是什麼樣子，莉比說會幫我留意。就在我搬家前一週，我的現任房東走進莉比的店舖，開始抱怨她的房客一聲不響地就要搬走。莉比說：「因為那是泰拉的房子啊！」

一週後，我帶著所有家當從紐約開車南下，搬進那棟屋子。它正是我理想中的樣子——寬敞、明亮，還有一塊近七十一公頃的地。完美極了！我一抵達那兒，就開始了療癒身心的過程。我躺在地上或靠著樹坐下，讓大自然治療我的身心。自我療癒是我當時唯一的焦點。

一月，我前往密西根進行第十三期《連接的環節》的排版時，意識到我與這份雜誌的緣分盡了。這段緣分讓我獲益匪淺，但如今已到了我轉換跑道的時候了——只不過我還不知道要做什麼，然而，一旦我有所知（knowings，此指「意識到是時候轉換跑道」這件事），就必須依此行事。

撰寫時機已成熟

回家後，我花了幾天的時間質疑自己：住在偏遠的鄉下、下一份工作又還沒有著落，我就這樣放棄這份工作是否大不智？

接著我明白過來，沒有工作正是好時機：正好可以趁此時寫書。我開始聽錄音帶，謄寫出某些片段。這項工作進行得行雲流水，一切似乎愈來愈順手簡單了。我沒有質疑進行的順序，也沒有試圖釐清，只是順勢而為。

在這段時期，昴宿星人為少數人開了一系列的日間課程，讓我們能盡速解決自身的問題。這些課程名為「點燃意識密碼」，而那確實是他們做的事。我深入碰觸到自以為在紐約已經解決了的問題底層，也在課程中清理了諸多情緒包袱，並與學員、昴宿星人培養出非常緊密的關係。那一系列的課程在我的重生中落幕，成為我人生中最強而有力的體驗之一。

在一次與昴宿星人「讀書」的經驗中，他們談到**帶來黎明的行者**（Bringers of the Dawn，後文將以「黎明行者」稱之）如何先將宇宙進化的頻率錨定在自己體內，使覺知的宇宙進化跳躍成為可能。那一刻我恍然大悟：一九九〇年我們最早討論此事時，我還寫不來這本書，因為當時我還無法保持那種頻率；我的心智尚未澄明到能去寫那本書。我詢問昴宿星人是否如此。

「當時的妳並不信任自己，泰拉小姐。妳告訴每個人說妳相信自己，但妳甚至也不是真的喜歡自己。妳斤斤計較，沒有誠實面對真正發生在自己身上的事——妳身邊的人就反映出了這點。妳必須更加深入，就和每個人一樣，妳必須層層深入內裡，因為人人都有一層又一層的自我憎恨與嫌惡。妳得去探索自己那些無效的行為，並發現其背後的原因，而那層發現將會使妳成為**頻率看守者**（Keeper of Frequency）。

「當初這本書之所以要以這種方式給妳，原因就在這裡——因為妳必須在意識上做出重大突破，唯有透過反覆推敲並轉譯過去妳根本不會使用的諸多材料，才能讓妳體驗到如何直接與我們結緣。妳以不帶偏見的中性態度聽了又聽，如果不希望落後，就必須將妳聽到的那一切**直接運用在自己身上**，而妳也確實做到了。」

接著他們告訴我，我謄寫的材料很充分，可以整理成書了。但我對於如何完成仍毫無頭緒：我是不是要一口氣讀完所有材料，看看如何串聯成篇？有些篇幅只有幾句，其他較長的段落則長達數頁，我要如何梳理出條理？

昴宿星人說，每晚我就寢前，都要**觀想**一下《黎明行者：來自光之家族昴宿星人的智慧教導》的書封樣貌。我應該多多琢磨，如果希望的話，每晚都能改變封面設計。我所要做的只是「細看」封面，打開書並讀幾頁，然後上床就寢，他們就會在**夢境中**將資訊呈現在我面前。他們說，我會去讀一本未來已經存在的書，以將此書化為實體。他們說我不須為此費力——他們會處理好一切。好吧，那有何不可？

接受指引的力量

第一週並不順利，睡前我進行了觀想，但醒來後還是會驚恐地盯著所有的稿件看，我的邏輯心智會瘋狂地想為所有內容讀出一些理路來，結果令人挫折得不得了。最後，某天下午，我坐在辦公室的地板中央，四周都是紙張，感覺快哭了出來。我說：「嘿，昴宿星人！你們說一切都交給你們的！我不幹了！這些都交給你們！」

我開始撿起一張張的紙，就像要把它們疊好收起來那般。我從左邊撿一張，從右邊撿一張，再從背後撿一張，然後再從左邊拿起一張。其中沒有任何規律或理由可言——沒有照任何順序。我連想都沒想，只是撿起一張張的紙。收好三十頁左右後，我突然停了下來，看著手中那疊紙。我全身起了雞皮疙瘩，自言自語地說：「喔，天啊，我想這就是第一章了。」我把紙拿到桌上，坐著讀了起來，紙張的內容就像拼圖般天衣無縫，我震驚不已！我知道自己相信這回事，但真的發生在眼前時，還是令我目瞪口呆。借昴宿星人最愛用的話來說，書剩下的內容也開始「逐一就位，**不費吹灰之力**」。

我還有另一回關於「讀書」的經驗，我告訴昴宿星人，我對這個新過程滿意得不得了，其中樂趣橫生。他們說：「這是**直接接受指引行事**的開端，妳愈是說『我不管了，我不知道要怎麼做』，就會有愈多的能量進來。妳愈是**不執著於自身的作法**，事情就會愈來愈順利。妳需要的只是發出意向，妳愈強烈地發出意向，事情就會愈簡單。日後成書之後，當別人問妳是怎麼做到的，我們希望妳如實說出這段過程。我們希望妳能證實我們的教導，因為妳能接受這些教導，顯示妳相信我們告訴妳的話。

「要記得妳是花了多久的時間才完全掌握這個過程，我們沒有說教——而是指引妳走過這段路，將妳拉回，再反覆回饋到妳身上，這樣妳才會了解那股操作的力量何在。透過清楚的意向——先是**表現得像有這麼一回事**，然後持續完全地接受——妳走完了這段路。」

這本書的剩餘部分逐一就位，而昴宿星人也說到做到，我和芭芭拉很快就找到出版社，得來全不費功夫。當然，他們也讓我們結識了芭芭拉．漢德．柯洛（數十本身心靈著作的作者，撰述主題包括昴宿星人、占星學、馬雅文化等，其《基督之心》與本書是一九九〇年代最重要的昴宿星人主題著作）——還有誰比她更懂得如何將這份資料呈現給大眾？她的出色指導帶領我重寫並修潤本書，使其從一本平凡的傳訊著作化為真正的佳作。

迎來自我演化

昴宿星人是對的，我看著這本書時，著實**不知道**一切是如何發生的。我不是設計者，不是企劃者，不是構思者，也不是由我順出內容的條理。我所做的只有信任，任他們透過我運作一切，這是奇蹟般的經驗，也改變了我的人生，我學到了如何與非實體的存有合作，此後我再也不獨攬任何計畫。我目前正在撰寫一部原創劇本，我請了一群專家來合寫，也請來一組專家負責行銷，事情這樣處理果真效果驚人，得來全不費功夫。

昴宿星人感謝我的合作與信任，他們說想給我一些報償，所以給了我諸多靈性的薪水支票（靈性的薪水支票並不像正常支票以金錢計算）。他們給了我不少禮物，我從寫書過程中獲得最重要的禮物是**我自己**。如今，我信任自己、愛自己，也依靠我自己，我也學會了敞開心胸。由於這股新的自愛，我為人生吸引到絕佳的友誼，他們成了我的家人。我修補了與血親家族的關係，在放棄一個女兒、送人收養二十四年之後，我也得到了一個大驚喜——她找到了我。她就住在距離不到兩小時車程的地方，我們現在的關係溫暖而親密，對於她能重回我的生命，我心懷感激。

另一個重要的禮物，則是**信心**。多年來我都說自己是作家，筆耕不墜地寫作了好些年，但就在不久前，有天早上我醒來、瀏覽前一晚寫的劇本時，我才突然知道——我是一個作家！我不是要成為作家——我本來就是一個作家！

學習如何**與非實體的存有溝通**，是另一項無價的禮物，它為我打開了許多新領域。我開始**與動物溝通**，包括飼養的與野生的——那是絕妙的經驗，我意識到，即使沒有察覺，溝通的管道**始終是敞開的**，它們簡直無窮無盡。

他們給我的禮物多得數不完，昴宿星人告訴我，書寫這本書的過程能為我的人生帶來最強而有力的啟發，確實是如此。我很感謝我選中自己來寫這本書，也很感激家人般的朋友們給我所有的愛與支持。我非常感謝昴宿星人給我的愛、友誼、鼓勵、支持，最重要的是——他們巧妙地誘導我進行**自我演化**。

泰拉．湯瑪斯（Tera Thomas，《連接的環節》雜誌的前編輯，現為自由作家）

匹茲伯勒，北卡羅來納州

一九九二年三月

自序

那一天，我成爲了昴宿星人的傳訊者

我被困在峇里島了！當我質疑為何澳洲簽證的官僚需求直到現在才被提起時，心裡生起了這股感受。我手裡拿著機票和護照，行李正在托運，他們卻告訴我，我還需要文件才能夠登機飛往達爾文（Darwin）。

我飛快地思索整件事的邏輯，想找出能立即扭轉事態的方法。我要用意志力扭轉乾坤！在這方面我可不是新手，過去四年來我屢屢接受測試，且看我是否有能力將阻礙轉化、轉變成訊息，將活生生的**象徵**化為嶄新的經驗展望。

傳真已經傳到了雪梨的領事館，在等待的第一個小時，我確信自己能解決此事、確認完身分，然後前往我的目的地，在下方那片土地（達爾文在峇里島的東南方）展開昴宿星人的教導之旅。一週之前，我離開北卡羅來納州，在夏威夷短暫停留了一會兒，又待在峇里島三天，如今我休息夠了，準備好展開下一趟為期兩個月的漫長旅程了。

我瞄了一眼機場大鐘，注意到時間過得很慢，我耐著性子等待意向與事件活動起來。時間緩慢地爬行，我開始意識到，也許我登不了機了，也許。或許這就是儘管我發出意向，但仍哪兒都去不了的那種時候，我感覺得到身體正抗拒這個新計畫，抗拒因為登不了機、無法及時趕上行程而可能必須重新安排的這個計畫。我感覺不祥，可惡！

晚上十一點，出發的時候到了，手裡拿著機票、護照、行程表的我，被機場人員告知，要我週二去當地的澳洲領事館一趟，此刻是週六晚上，週日、週一都是假日，而下一班前往達爾文的班機要到我理應抵達該市的隔天才起飛。

我屈服了。我叫來計程車，行李已經登機，但我坐車回到幾小時前離開的那座雅緻的峇里島海邊飯店，返回它的僻靜與偏遠，而我的房間正等著我。我對這場可能愈演愈烈的災難還提不出任何能夠立即解套的方法，我深知這點，所以直接**撒手**。我進入自己營造的舒適中，相信一切會以某種方式解決，如果真要困在哪個地方，峇里島倒是再理想不過的地點。

隔天，我坐在樹頂房間的窗邊時，突然再次領悟到，我本來是要寫《黎明行者：來自光之家族昴宿星人的智慧教導》的自序的，本來我是要等寫完後才去澳洲的啊！我啜飲一口峇里島的咖啡，感受到環境的滋養，眼前是一片蓊鬱綠意。我開始尋思要從哪裡寫起，要如何在時空中插入自己，以及透過我自成生命、促成一段驚人歷程的昴宿星人。

彷彿被反覆出現的夢境糾纏，我一再問自己同樣的問題：一切是從哪裡開始的？起初，我可能會單純地描述，究竟是哪股衝動與一連串事件導致我開始為昴宿星人傳訊，僅此而已。然而，透過這個問題表面上的不斷重複，一股能量在我的實相中不停攪動，我從這段故事的持續複述中，開始瞥見了更大的圖像，來自許多方向與諸多「時間帶」（times）的事件與肇始，如今都交織成一片蘊含目標的織錦。

臥房裡的三個鮮藍色存有

童年時期，我自覺不同於其他人，也因為在患有智能障礙的哥哥之後出生而顯得特別突出，他的存在為我幼小的心智提出了諸多挑戰，我們家也學到了許多教訓。直到近年，我才在昴宿星人——我喜歡稱呼他們為P人（作者將昴宿星人〔Pleiadians〕簡稱為「P's」）——的鼓勵之下，重新檢視童年的老照片，並重新思考要如何詮釋過去我所認識的自己。我衷心接納這種方法，這一次，我見到親愛的哥哥唐諾臉上散發出一股神啟般的愛，在一張張老照片中，那道光似乎始終轉向並照亮了他。過去我從未想過，他的存在或許是一種**祝福**。

我們家是在我波蘭裔外婆的影響下共享並探索著這件事的邊界，她體現了超越其世俗經驗的尊嚴與傲氣。她是二十世紀初大量歐洲移民的先鋒與產物，她聽說美國的街道佈滿了黃金，所以就來到這片土地。我的兩個哥哥、大妹和我兒時就是在她的羽翼下嬉戲，探索那片屬於她的魔力之地。我是透過她才感受到自己真正被愛，也學會崇敬土地、崇敬大地的愛。外婆告訴我們，她的本名在波蘭語是

「星星」的意思。而她那些關愛大地的教誨，後來也透過我自身的星辰連結，在昴宿星人的聲音中迴盪著。

青少年時期，我所謂的「不同」引領我去探索玄學（此指形而上學）概念，有生以來，我第一次興奮地發現，對於實相我們有很多詮釋可選擇。一九七〇年代晚期，我在眾多焦點中特別關注賽斯（Seth）的材料，我埋首研究賽斯一頁頁的資料，同時花了幾年的時間記錄我的夢中探險。

一九八七年八月的和諧匯聚P012之夏，還有七個月後的一九八八年三月，我體驗到短暫的實相瓦解。藏在看似無關緊要的過往底下、切割得七零八落的事件大聲疾呼，亟欲獲得我的認可。在不同場合下，我的身體在周圍的人任意讀取並分享幽浮綁架事件的數據時，突然進入一種震驚狀態。第一次發生這種情況時，我多少掩飾了過去，但第二次，我的身體歷經了前所未有的啟動——幾乎如此。回憶淹沒了我，幽浮數據的呈現接通了我的夢境檔案，揭露出令人難以消化的真相。

多年前，即我住在新墨西哥州陶斯（Taos）的一九八〇年代早期，有一次半夜，我在臥房裡邂逅了三個鮮藍色的存有。當時我驚恐得不得了，那可不是我常有的感受。由於我身邊沒有任何參考框架可以衡量自己與這種未知的關係與安危，因此，為了解開這種衝突，我將這個事件／經驗存放在我受賽斯啟發的夢境日誌中，就讓它留在那裡。這段未獲解釋的實相片段確實不是夢，只是多年來一直安安靜靜地以夢境之名，留在我的心靈中。

如今，那個老問題再度浮現：我那段個人遭遇應該劃分在生命檔案中的哪一類？它是真有其事嗎？那段遭遇在今日重現時，我體內的每個細胞倏然領悟到，那些外星人**確實存在**。我的身體永遠不會忘記我與那三個藍色存有的會面，他們盤旋在我身邊，試圖讓我從欲蓋彌彰的創傷中安靜下來。我的思維能力受此召喚，準備拓展其世界觀——並予以理解。我收到挑戰，要與這段經驗共存，使其融入我的人生，它將開啟我日後的遭遇。

與昴宿星人的正式接觸

幾個月後，一九八八年五月十八日在希臘雅典，昴宿星人與我正式交會實相。

當時，我正與一個活躍的玄學團體一起旅行了將近三個禮拜，參訪埃及與希臘各地的廟宇景點。我們從大金字塔開始，像孩子般單純又天真地穿越各種古代漩渦，沉默石塊蘊含的謎團令我們著迷。這場旅行的最後，我們造訪了雅典衛城（Acropolis）與德爾菲（Delphi）。在飯店酒吧道別後，我突然心血來潮想回房靜靜坐著傳訊，想像自己回到大金字塔的國王墓室。記得當時我是從這個念頭得到啟發——我覺得時機正好，也很符合這場旅行的精神。

回到房間，一覺得安全穩當之後，我就挺直背脊坐下，引導我的心回到國王墓室和那片「嗡——嗯——」聲當中。我告訴自己，此刻我有意成為一個清晰的傳訊者。不到幾分鐘的時間，我便感覺到一股說話的衝動，這股衝動開始以不同於我的低語進行表達，我心智的另一部分——理性、「掌控全局」的心智版本——則透過思維質疑起我說話的聲音！這最初的嘗試耗費了我大量的心智與靈性敏銳度，因為我是代替身分不詳的存有說話，在心裡朝這未知的存有進行提問，聆聽回答後，再進行下一步的溝通。

在進行了約莫半小時之後，那個未知存有宣布他們是「**昴宿星人**」，然後便沒再多說什麼了，整場溝通不超過一小時。那股「能量」明確且豐沛，我多少是被推入了這種令人愉悅的圓滿接觸中——他們的回答安撫了我，但今日我僅能憶起那股智慧與平和的感受。張開雙眼時，我內心深深感受到奇蹟！有可能嗎？難道是當初促使我在最後一刻決定參加這趟旅行的內心衝動，讓我踏入了這個事件？還是我陷入一廂情願的幻想世界太深，這一切全是白日夢？兩者有何差別？還說是昴宿星人！我從一開始就對此感覺到壓力，哪個正常人會相信我接觸到外星人，還為他們發言？就算長久以來我的激進自我始終深藏不露，但這也太超過了吧。

我一股腦追隨衝動的結果，掀起了多大的內心騷動啊！自那時起，我就學會了信任並尊崇那些牽動我的能量，如今，我已經能從我的星座命盤與昴宿星人的星盤中，讀出最初那些衝動的來由了。在我們建立關係的第一個月，P人建議我研究占星學。若要適切認識宇宙語言與目標密碼，我必須獲得這支古老科學的更高知識，但我對其複雜性所知不多，也缺乏對它的深刻信奉。昴宿星人在灌注那一天的出生星盤（作者芭芭拉將一九八八年五月十八日與昴宿星人正式交會實相視為「出生日」），太陽落在金牛座27度57分，而昴宿星團是在金牛座28度的位置，確實頗為奇妙。

昴宿星人帶給我的禮物

在初識彼此的階段，我並不了解他們的巧思，對於他們為切入我的實相而採用的精巧方法也一無所知，我太忙於適應自己和外星人有接觸這回事了！我們經過練習才讓彼此的會面與融合順暢許多，也有更多的信任與理解。打從一開始，我妹妹凱倫就在旁邊協助我進行這些會面，她急切地在指定時間等我坐下來傳訊。她對整件事深信不疑，但就我本人來說，我始終納悶這一切是否真有其事。

我想要與我創造出的這一切合作，所以，我**有條件地**在指定時間提供自己的身體與聲音給他們運用，我還表明，如果昴宿星人真的存在，那由他們來安排事情並執行大多數的工作應該不難──我自鳴得意的理論基礎是，我才不會浪費時間在不存在的東西上呢。對有些人來說，我的行為似乎荒謬不堪，但在這方面有經驗的人就能理解，**設下邊界**是有必要的。我花了整整兩年的時間才與他們建立深厚的連結，那是在某次身體治療的課程中，昴宿星人傳送了一波不同於其他感覺的愛，這股愛吞沒了我，在我的情緒體（身體、心智體、情緒體、靈性體是人的四層能量體，與宇宙相應的能量場相連，此處隱含的概念是人不僅有肉體，還包含其他層面，合起來可以稱為人類的「四體系統」，或是自我的四個層次）上留下了價值難以估計的印記，我心悅誠服。

最後我明白過來，昴宿星人從第一天開始，就已經巧妙地在我的世界留下了痕跡。他們成為我所渴望的良師益友，他們似乎能直接調控同步性／衝動的戲局，讓人與事件發生。我從來都不是愛操心的那種人，所以仿效昴宿星人**順勢而為**的態度對我而言並不難，於是，我任由他們透過我建立其自身生命。人與機會從四面八方湧來，我的工作是管理，為他們的能量擔任實務幹事，而他們所教導的一切，都由我來**體現**——由我來遭遇並生活在其中。

今日我們相處甚歡，說實話，我覺得自己更像外星人而非人類。他們讓自己的教導透過我生動了起來，我的人生變成了一齣昴宿星人的神祕劇，引領我進入自己**多次元靈魂**的心跳中。我不是要宣稱自己已徹底了解何以有這些遭遇，有時我也很懷疑，捲入我幻想中的人怎麼會那麼多！我深深感激自己有機會活在這瞬息萬變的時代，有機會充分表現自我，感謝那些創造性的表達在那麼多生命中產生意義，那是珍貴的禮物——恩典的再現。

P.S. 最後我仍及時趕到達爾文了！

芭芭拉·馬西妮亞克

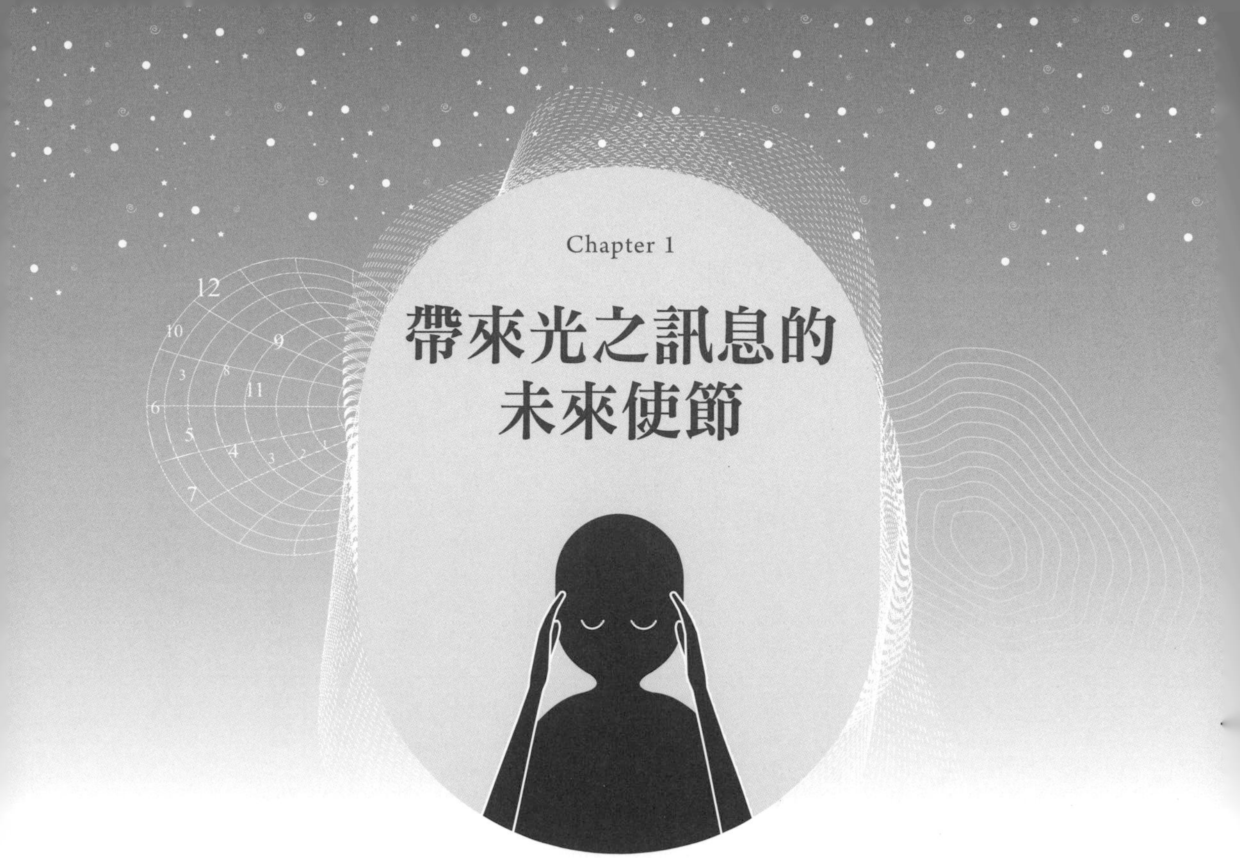

Chapter 1

帶來光之訊息的未來使節

我們來自你們的未來。我們在這個時間切面回到地球，是因為地球的轉化影響你們的未來、我們的現在，以及整個宇宙。

我們來了，我們是昴宿星人，來自昴宿星的能量群體。我們的歷史淵遠流長，我們的祖先來自另一個已經臻於完滿的宇宙，完全的宇宙。

你們僅是在走向完滿的星球上工作，我們之所以來此，是要協助你們完成任務。這種完滿，或者說轉化，在萬古以前就已經在多個星球上展開。如今，已經到了重要的時刻——今日在地球上發生的事，在在影響著整個宇宙。

你是昴宿星人的古代家人

完滿，包括你們**了解自己真正的身分**，如此你們才能進一步進行實驗。我們的祖先來自本身已經完滿的宇宙，他們普遍都了解，那宇宙便是最初造物主（Prime Creator）、第一因（First Cause，被認為是整個因果鏈的最初原因，通常就是指最初造物主），或是最初造物主的時間旅行。他們來自已經發現其**本質即創造**的宇宙，而探索出那個本質的我們，發覺到**自己就是創造者**。

我們的祖先可以選擇回到最初造物主身邊（只要移動即可）並留在那個振動中，或是選擇繼續前進，形式達到完滿時總是如此。他們之所以選擇來到這個宇宙擔任大使，是因為他們明白，有一天你們也會準備邁入完滿狀態；他們選擇進入昴宿星，是因為那個星系有一天將協助你們度過最艱難的時期，即你們準備重新連結最初造物主時所面臨的危機。

我們的祖先中，有些人是地球的**原始計畫者**（Original Planners），這些精心策劃者在各世界、各文明播下創造力與愛的種籽。他們具備此種資質，因而喜歡調控各個世界，就如同指揮家喜愛指揮一般。我們的祖先也是你們的祖先，我們喜歡稱呼你們為我們的古代家人，而你們確實是。我們的祖先將自己的DNA給予原始計畫者，這個DNA就成為人類物種DNA的一部分。

我們昴宿星人來自你們的未來。在我們的一個「當下」版本中，存在著一個專制與混亂的地方，而我們看見，地球可能的未來中也包含同樣的專制與腐敗。時間在三次元實相中大受曲解，你們相信時間可以用分或度來測量，但它其實遠比你們所理解的還要寬廣。事實上，時間編碼把玩著資訊，這使得你們可以藉由拉伸、扭曲、弄彎、扭轉時間，同時進入不同實相。你們只要乘著時間的橢圓曲線四處移動，就會發現時間並非「實體」，實相也非實體，從而體驗到諸多實相。

> **由於所有實相皆非實體，未來也不是固定的（僅是眾多可能性之一），所以我們看出，此時正是地球朝正面可能性轉化的機會。**

我們希望將**光**重新導入這顆星球，使地球回歸其原本的目標——**成為一座宏偉的星際資訊交換中心**。所以，我們在這個時間切面回到我們稱為核仁或種籽的地方（即地球），促進其改變。這場改變不僅影響地球，也影響你們的未來、我們的現在，以及整個宇宙。

地球的蛻變將影響整個宇宙

這可是一個天大的消息！你們來到地球即將演化的時空，地球正要發生大跳躍，而你們都將參與其中。你們其實並不孤單，因為有諸多能量正來到地球，共同參與這個大計畫。這顆星球附近圍繞著實地做為能量轉換器的母艦，從遠古以來便與你們合作的古老星系傳來光束，而這些資訊光束正猛烈射向地球。

這些資訊射向你們時，你們的身體必須有能力接收、轉換、貯存它們，並向外射回其他人身上。你們許多人會與這些母艦建立心靈感應的連結，就像你們有自己的廣播電臺，可以透過電臺任意獲取大量資訊。

這是**超級意識**（super-consciousness）的演化，最後將演化為你們存有的至高面。你們不需擔心自己能否成為這樣的存有，因為你們**已經是這種存有**，你們只須**憶起**這點。由於地球周圍的防護罩已在和諧匯聚P012的時候拉開，你們正穩定地從外太空接收這股能量的照射，隨著處理能力的提升，那股能量也逐步升高、增強，你們正全力加速演化。

你將被記憶淹沒，被許多其他事淹沒，你們許多人會坐船到太陽系的不同地方旅行。進入**光之時代**（Age of Light）後，你們聞所未聞的不同世界將會開啟，你們已經歷經了其他時代：青銅時代、鐵器時代、工業時代、資訊時代等。這些時代都與播種、種植、培育、將生命潛能帶入三次元有關。

轉變即將發生，這場次元轉變將減少三次元的密度，以利你們移向更高次元，使身體不再擁有實體狀態。你們來到這裡，是因為你們希望熟悉整段演化過程，培養出在其中生活的能力。事情的發展將令人振奮不已，因為這意味著你們將能**在眾多不同實相中運作**。

你們的體內深深埋藏著一切的答案。浮上心頭的問題正在升起，讓你們能從自己的存有中帶出答案，為了達到這點，你們必須先**相信**資訊確實貯存在那裡。

此時的人類正在學習一大課題。當然，這個課題是要去**領悟自身的神性**，了解你與最初造物主及所有存有之間的關聯。你必須意會到**萬物無不相關**，你是一切中的一部分。

在廣袤無邊的太空各處，存在著形形色色的文化與社會，打從一開始，它們就在這顆星球上來來去去，因此，來協助你們的**不只我們昴宿星人**——我們只是來自某個星系的一群存有，還有許多存有為著各式各樣的理由不遠千里而來。外星人來此，大多是為了**協助你們提升**，但也有些外星人是**別有居心**。

你們的歷史出入了許多非常特別的時代。你們許多人在萬古以前便透過星辰的能量、透過與更高界域的合作，而與地球結緣。你們完全明白地球歷經了多少波折、多少次滄海桑田，以及多次來自天上的協助。

然而，當來自天上協助你們進展的存有被轉化成神明時，資訊就被扭曲了。就如孩童會把一身非凡本領的人當成偶像，你們的社會明顯也以這種方式**造神**。造神背後的概念來自此地的範式（一種思維模式，被用來描述某種被遵循且公認的世界觀或學說），而你們就是要來改變它。三次元世界是一大挑戰，因為它讓龐大的限制得以設立，透過這些限制，各種結構和體系得以成形，至於你們，則是透過這段改變範式的過程創造，並得知自己是最初造物主的一部分，也理解到最初造物主很想要體驗。

你身為「光之家族」的任務

你們是宏偉的存有，是光之家族（Family of Light）的成員，你們此時來到地球，是為了一項任務——即創造轉化，造成改變，協助地球轉變，而**愛**是其中的關鍵。

愛是宇宙構成的要素，目前的地球僅能發展至某種程度的科技，是因為人類還不了解愛是要件。能量可以化為不同形式的創造力，然而，當你們處理的是貪婪或仇恨，是任何**非趨光**的情緒，那麼你們最遠就僅能走到這裡，那種振動所能得到的資訊便只有這麼多。愛是基本建材，所以如果你們有愛，凡事皆存在著可能性。

> **光就是資訊與愛，也就是創造力。我們的計畫是將光的概念帶回人世，這需要光之家族這類反叛者進入自遠古以來就瀰漫著黑暗的體系，並予以改變。**

我們在自己的所在之地也可謂反叛者。如前所述，我們自身的體系也需要轉變。透過光之家族，我們在各系統中擔任橋樑或鏈結，以改變我們自身的體系。你們透過愛與責任所提升的意識滋養了我們、支持著我們，並拓展我們的意識，讓我們得以進一步演化。因此，我們是你們的朋友、嚮導與助手，而你們也在協助著我們。

這場轉變將把你們帶向何處？

我們希望看見你們能夠具備能力，有意識地建構各種世界。你們正準備播種，要在諸多剛成形的新世界中成為其物種，由於你們的記憶中貯藏著地球這裡所發生的事，所以你們能教導其他存有，並有意識地掌握其他世界必須朝哪個方向邁進。

你們參與的是這樣一個龐大的計畫，所有人都迫不及待，要在這個富挑戰性的時間來到這個富挑戰性的地點。

你們確信自己做得到；你們來這裡之前就聽說將獲得諸多協助，在不同的發展關頭，不同實體會現身，以不同能力觸發你們、點燃你們、提醒你們——**但不會越俎代庖**。我們，正是那類觸媒與催化劑；你們在聽到「昴宿星人」這個詞時會覺得很有緣，那是因為我們正協助你們呈現自身的資訊、你們自身的知（knowing）。

我們之所以與你們合作，意在提醒你們，讓你們知道自己是誰，你們才能為自身找到最大的啟發來源。如果我們要為你們人人指派職責，或是給定一種存有的方式，那就是請你們每個人**成為啟發**。當你們能活出這種能力，真正成為每個邂逅你的人的啟發來源時，你們就活出了自身的光，其意義十分深遠。

要記得，我們來此是有理由的，你們來此也有你們的理由，我們會在這裡一同演化，創造出嶄新的振動頻率。我們希望打破在演化過程中分化個人的信仰範式（此指打破「每個個體都是獨立存在」的信念；前文所述之「萬物無不相關，我們是其中之一」則是「一體性」的概念），所以，我們希望透過給予能夠正中你們存有內核的資訊，去創造出一種使節身分、一種和諧與合作的戲局——無論你們先前的信仰是什麼。

我們這個與你們交談的群體，意在以一些有趣的經驗填滿我們自己的履歷。一九八八年第一次談話時，我們這個群體有五十到七十五個實體——有些是物理存有，有些則否，但全是昴宿星人。我們的人數日益增長，至今已包含一百多個實體，來自諸多不同體系；如今，我們已經可以被稱為「昴宿星人集合」P012了。

在我們的實相中，也有些人並不相信我們能在你們身上達到目標，他們覺得我們做太多嘗試、冒太多險，但他們也坐在椅子邊緣，翹首觀望著後續發展。

至於你們的體系中，有些人相信我們來此是要散布恐懼，但我們並不做如是想，我們不希望嚇到你們任何人：我們只希望**給予你們一些資訊**。如果你坐在暗室裡，聽見了奇怪的聲響，這可能會令你感到恐懼，然而，如果你開燈並看見製造聲響的是什麼，事情就沒那麼可怕了。我們希望你們獲得資訊，知道自己在處理著什麼事。**光就是資訊；無知便是黑暗**——我們希望你們在光中運作，而非置身於黑暗之中。

記起深藏於你體內的密碼

我們之所以捲入其中，選擇與你們合作，是因為我們希望自己的意識演化能變得**更有自由意志**、**表現能更加豐富**。正如你們的任務是改變你們身處的體系，我們的任務也是改變我們身處的體系，我們並不是漫無目標。如前所述，我們來自你們的未來，在某些情況下，我們會忙得不可開交。我們需要你們，你們也需要我們。身為光之家族成員的你們，可以在現實鏈上制定、履行、插入一個宏偉而嶄新的可能性，在這個存有區段的下一個二十年內爆（光之家族接下來二十年的轉變主要是發生在體內，故稱「內爆」）。因為你們以肉身真實地存活在這個星球上，所以這場轉變必須**透過你們**發生，你們今日做的事，在在影響著我們，而地球發生了什麼事，也深深影響著我們。

我們來此是為了協助、教導你們，與你們一同經歷這段過程並演化。我們帶來自己的實相版本，只是為了提升你們的意識；我們不希望說這個版本、只有這個版本才是事情的真相！這整個教導的設計是有一個遠大目標的，我們之所以告訴你們這些故事，是為了**將你們帶到更高的意識層級**，那就是我們的意圖。

我們選擇的用語、我們述說的概念，都是為了觸發深藏在你們體內的密碼。你們的身體正等待著這些問題到來，這樣你們體內的回答才能開始產生共鳴——你們體內的細胞記憶才能開始**憶起以往所知的一切**。當我們與你們交談時，你們就會記起一切了。

”

我們與你們交談，是希望你們拓展對現實的定義；然而，請絕對不要從字面理解我們的意思。請務必追隨我們意圖創造的龐大螺旋，如此一來，你們才能看見更大的全局。

“

千萬不要停留在我們對概念的定義上，因為我們只是來此打開你們的範式、撼動你們的牢籠，這樣你們才會**起念尋找真知**，而那真正的知識就貯藏在你們的內心。那是數據所在之處，我們來此就是要喚醒你們體內的數據。

我們希望拋出概念讓你們琢磨，但你們不要卡在任何概念裡，要去**接納**那些令你們裹足不前或恐懼的事物。要明白，當你們面對自我的黑暗或陰影部分時，其實是在為所有相關的人事物創造**解放**的機會。這回溯到最初也是最終的宗旨：**以思維創造**。無論你們發現自己身處於何種情勢，思維是將你們帶到那裡的力量，「以思維創造」這條無懈可擊的信條也將使你們的經驗與行星存有產生轉變。

我們建議你們對斬釘截鐵地提出定義的人，稍微提出一點**質疑**，因為聽取許多不同意見、許多不同故事是重要的。請好好聆聽一個人的故事，感覺一下真假，那有益於你們自身的利益與提升嗎？我們想教導你們的事情之一就是——**你們要做什麼，都取決於自己**。我們給予你們資訊，但要如何運用那些資訊，其實操之在你：掌握你生命的是你自己，不是我們。

身為說書人，我們很自豪。我們提出數據的方式有某種可信度，也有一點危言聳聽。然而，我們在某個時候告訴你們的故事，確實**不是唯一的故事**；那**不是結局**，也**絕非唯一的真相**；那僅是一個片段，是較大全局的一小部分。

無論我們今日告訴你們的故事是什麼，我們向你們保證，一年後我們述說的故事會不同，因為一年後你們就能以較宏大的格局來理解事物。因此，故事時時演變，而你們的任務是從故事內部找出你們的身分、找出你們的知——而非你們想相信或被告知的事物。信任你們的知是至關緊要的，因為知是你們與最初造物主的關聯，當你們開始憶起自己的角色時，每個人都將知道自己的**人生所為何來**。

你們是自己選擇來到這裡的，你們的任務是帶出記憶，將人類存有的價值帶回創造的最前沿。**你們是被需要的**，你們為了這個任務已接受好幾世的訓練，因此你們不是毫無準備便前來此地。你們現在需要知道的一切都存在於你們的體內，你們的任務是記起自己的訓練，你們這一世不是來接受新資訊的教導的。如前所言，**你們今生是來記起自己已知的一切**，而我們只是來這裡提醒你們，這是我們任務的一部分。

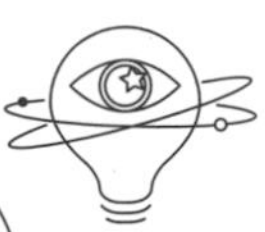

昴宿星人留給地球人的靈性成長指南

- 你的本質是創造，你是創造者，而且你是以思維在創造。

• 你必須拓展對現實的定義；你可以同時進入不同實相，並於其中運作。

• 你將移向更高次元，使身體不再擁有實體狀態；你將進入更高的意識層級。

• 你必須領悟自身的神性——你是最初造物主的一部分；你必須明白萬物無不相關，你是一切中的一部分。

• 你是「光之家族」的成員，光即資訊和愛，你來地球，是為了創造轉化並協助地球改變，愛是其中關鍵——有愛，凡事皆存在著可能性。

• 你必須成為「啟發」，成為每個邂逅你的人的啟發來源，如此你便活出了自身的光。

• 你必須面對自我的黑暗面或陰影，因為這是在為所有相關的人事物創造解放的機會。

• 你的任務是將人類存有的價值帶回創造的最前沿，你所需要知道的一切已經在你的體內，而你必須記起那一切。

Chapter 2

被侵奪的地球活圖書館

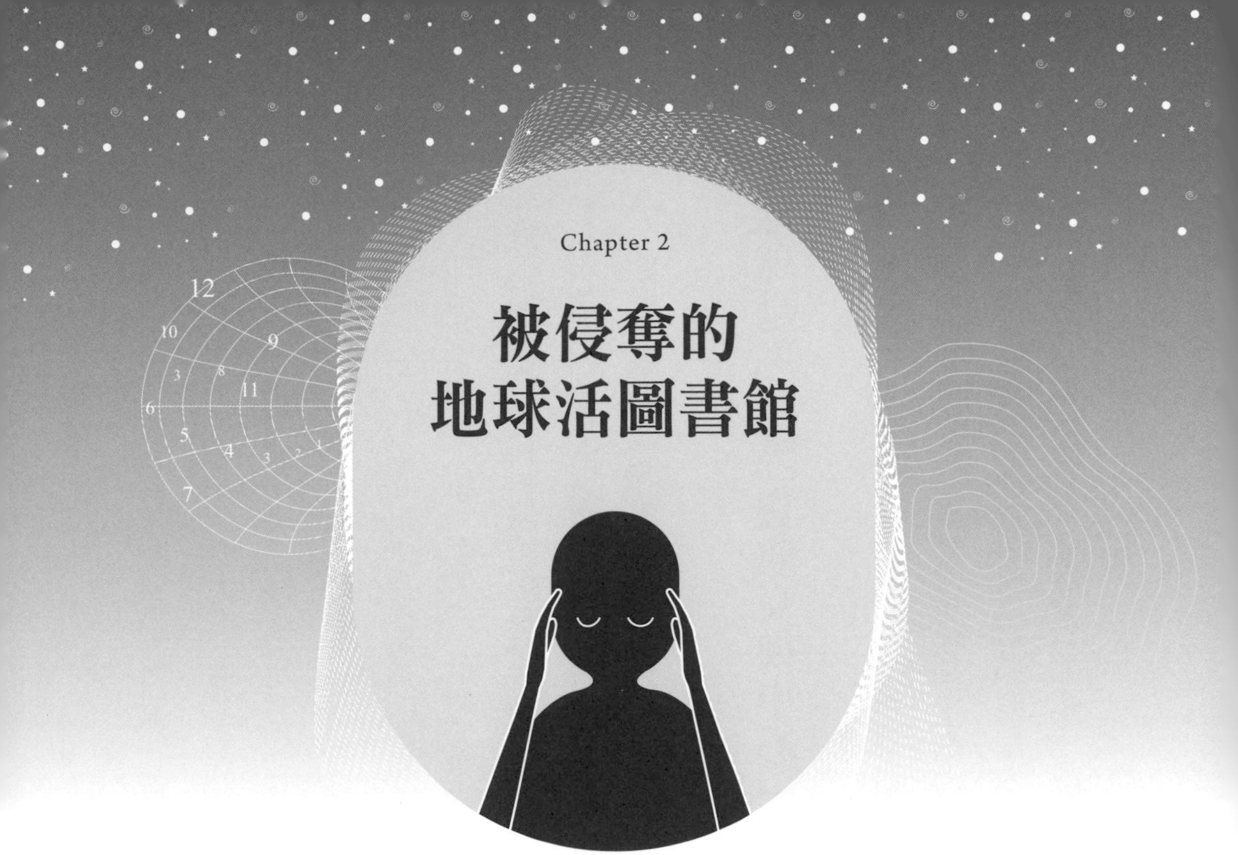

造物之神撲滅了光，讓地球變成他們的領土，當時有大量的放射能和核能活動，地球的多數地方被炸成碎片，地球上的原生人類物種，經歷了巨大的破壞而凋零消散……

人類是一場實驗。人類是**被設計**出來的，其他在創造中存有的一切亦然。

最初造物主的旅程

很久以前，最初造物主為了進行更深的自我探索、自我滿足、自我表達，開始在這個宇宙進行創造的實驗。它將生命的能量與要素，也就是它本身的延伸，帶入了這個宇宙，賦予那些延伸它自身的天賦，它欣然且自由地給予它所擁有的能力。除了你們的宇宙，還有其他許多宇宙與設計宇宙的方法存在；你們的宇宙是設計成**自由意志的地帶**，在這裡，一切都被允許。

最初造物主對它的延伸說：「出去創造，並將一切帶回來給我吧。」這個任務說來挺簡單，不是嗎？換句話說，最初造物主的意思是：「我將自己賜予你們，你們也要走出去，自由地**將自己給出去**，如此一來，你們在這宇宙所創造的一切才能夠理解：他們的本質就是我。」最初造物主的這些延伸，即造物之神（creator gods），他們於是出發，開始以最初造物主的能量進行實驗，這些能量都存在於他們的體內。他們開始創造自身的階層體系，進而造出其他階層體系。每個其後的階層體系都會進一步創造出其他階層體系，以將自身本質賦予這些體系，協助這個宇宙發展。最後，在某個銀河系中，出現了將地球設計成星際資訊交換中心的計畫——相當不可思議的計畫。

地球是「星際資訊交換中心」計畫的核心

地球是個美麗的地方，位在某個銀河系的邊緣，其他銀河系可輕易抵達那裡。地球所在位置附近有許多入口，這些入口便是能量穿越至太空各處的通道。

要在這顆行星上創造所有銀河系的個別代表，需要耗費不少心力。有些造物之神是遺傳學大師，他們能透過其階層體系，將分子——身分、頻率、電荷的編碼分子——結合起來並創造生命。許多有情文明提供了自己的DNA，讓他們自身的編碼在地球上得以呈現，接著，那些遺傳學大師把玩著不同DNA，設計出林林總總的物種，有人也有動物，將地球化為資訊交換中心、光之中心、活圖書館（Living Library）。這個為地球構思的計畫恢宏萬千！

地球的原始計畫者是光之家族的成員，這些存有與被稱為「光」的這種意識層面有關，並且為之效力。光是資訊，光之家族創造出他們心目中的資訊中心，並設計了一個能讓各銀河系提供資訊的地方，所有銀河系都能來此**分享其特有的知識**。地球將成為宇宙圖書館，這個美不勝收的地方正實驗著如何透過**頻率**、透過**遺傳過程**來貯存資訊。

在時間結構之外的十萬年（在你們所知的時間結構內可能僅僅過了一年，這些造物之神並不存在於你們所謂的時間裡，因此，幾十萬乃至一百萬年，對他們來說其實微不足道），不同能量被帶到這裡。約莫五十萬年前，地球上就有人類物種發展出進化程度非常高的文明。我們說的不是你們稱為雷姆利亞（Lemuria）或亞特蘭提斯（Atlantis）的文明；對我們而言，那些文明很現代。我們說的是更遠古的文明，被埋藏在遙遠的南方大陸，即南極的冰帽底下的文明。

造物之神「侵奪」了地球

地球的活圖書館計畫最後成為被爭鬥的對象——這座圖書館太過誘人，以至於被某些存有據為己有。在地球的早期歷史中，太空中曾經爆發過數場爭奪這座行星的戰爭，你們是否納悶過誰是地球的主人？這可是一大片地產，你們認為它在太空中是無主的嗎？

地球的新主人

小衝突不斷發生，地球變成了二元性（光與暗的二元對立）之地。地球是自由意志地帶，某些有權為所欲為的造物之神來到這裡接管一切，我們稱之為「侵奪」地球，那就像華爾街的企業侵奪。這些造物之神大約在三十萬年前入侵地球——從歷史來看，那是你們稱為人類文明肇始的時期。不過，這個文明之始僅是今日教科書上的說法，事實上，那只是後期階段的開始，即現代人類出現的階段。

當小衝突發生時，某個實體團體在太空戰爭中贏得了地球這片領土，這群新主人不希望原生的地球物種（也就是人類）知道發生了什麼事，他們認為讓人類留在缺乏資訊的狀態下比較容易掌控——這就是為什麼「光是資訊」、「黑暗是缺乏資訊」的原因。這些實體撲滅了光，讓地球變成他們的領土，這讓你對光產生了新觀點，不是嗎？當時有大量的放射能和核能活動，地球的多數地方被炸成碎片，而那些原始的物種，即人類這種創造物，經歷了巨大的破壞而凋零消散。

不過，成為地球新主人的新造物之神也是遺傳學大師，他們懂得該如何創造生命，而他們想要這片領土是有原因的。某些能量會基於諸多理由創造並掌控多片領土，其中一個理由是：**萬物之內皆有意識**。

意識會持續溝通；意識會振動，或是受某些電磁頻率的指引而進入振動狀態。意識的電磁能量是可以被影響的，從而用某種方式振動，以創造出食物來源——就如同我們料理並食用蘋果的方式五花八門，我們也能以琳瑯滿目的方式調理並**攝取意識**。

有些實體在自身演化的過程中發現，當他們在創造生命、並透過調節意識形式的頻率而將意識放進萬物當中時，也可以餵養自己——他們可以藉此讓自己保持在能量飽滿的狀態。於是，他們想明白了，這便是最初造物主滋養自己的方式——最初造物主派人創造出意識的電磁頻率，做為其自身的食物來源。

這群地球新主人的口味與偏好，不同於先前的主人——他們以混亂與恐懼來滋養自己。這些東西餵養著他們、刺激著他們，讓他們坐擁權力。

這些三十萬年前來到此地的新主人，其實就是你們的《聖經》、巴比倫與蘇美石板、世界各地的所有文本中所提到的崇高存有。他們來到地球，重新編排了原生的人類物種；他們重新編排了你們的DNA，讓你們只能在某個限制的頻率帶下發射頻率，以此來餵養自己，維持著自己的權力。

人類最初是十二股DNA

最初始的人類是崇高的存有，他們的十二股DNA是由不同的有情文明所奉獻的。新主人到來之後，他們在實驗室裡創造出擁有不同DNA的人類版本，即只擁有雙股雙螺旋DNA。他們拆解了人類物種原本的DNA，雖然原始的DNA模式仍留在人類細胞裡，但它起不了作用；它已經被分裂阻斷了。

人類細胞含有**光編碼細絲**（light-encoded filaments），這些能量細絲中帶有資訊，如光纖般合力運作時，就形成你們DNA的螺旋結構。新主人重新編排DNA時，僅留下雙螺旋給你們。對**生存**非必要或透露資訊的一切都已被阻斷，僅留下雙螺旋，好將你們鎖定在可掌控、可操作的頻率中。

地球的四周有電網般的頻率牆，以掌握人類頻率可以調節並改變的量。承前所述，這道頻率牆使光（即資訊）的頻率難以穿透，但就算光的頻率能穿透這面控制牆，這裡也沒有光可以接收——人類的DNA已被阻斷，光編碼細絲已經不再井然有序，所以沒有任何東西能接收並容納帶來光的**創造性宇宙射線**（creative cosmic rays）。

請成為自己與地球的正當主人

你們在這則故事中扮演著何種角色？你們是光之家族的成員。單是你們在讀這本書的這件事，就顯示你們來自光之家族。對你們有些人而言，這簡直就像一場夢。我們是在提醒你們內心早已知道的事實，我們來到這顆行星是要觸發你們的記憶庫——透過光帶啟發人類，如此你們才會開始憶起自己是誰、開始創造自身的實相，進而改變地球的頻率，成為自己及這片領土的正當主人。

我們昴宿星人在光之代表的殘跡中，穿越時間，回到這裡，回到或許可稱為「我們的過去」的時代。我們回來，是為了與你們**分享頻率**，地球上的每個人都同意傳送這個頻率，以改變經過重新編排的人類DNA。這是個大消息，你知道的，它能成為頭條新聞。

原始計畫者不會放棄這片領土，你以為他們會輕言放棄嗎？原始計畫者開始召喚光之家族加入並滲透這個計畫，他們逐一化為肉身，並將光——透過創造性宇宙射線傳播的資訊——帶進已失去光的地方。光之家族於是開始在這裡運作，進入缺乏光也缺乏資訊的體系。創造性宇宙射線開始藉由人類法則的變異，穿透人們的身體，一個接一個，然後一群接一群。

萬古以來，僅有非常少量的資訊頻率被帶進地球這顆行星，有時為了將始終亟欲表露的光或資訊阻隔開來，會因此展開**大戰**。原始計畫者知道，從宇宙的角度來看，他們必須從這個教誨中學習去允許、去理解那些奪走其計畫的造物之神。

原始計畫者插入自身的計畫版本，以切合地球頻率改變的時機，屆時地球的那些主人若不改變自身的頻率，就會迎來死亡。**情緒是一種食物來源**，有些存有以愛為食，所以原始計畫者有意將地球的頻率轉變成愛的頻率，而這必須去除目前地球主人的食物來源，即恐懼、焦慮、混亂、飢餓、沮喪。

猜猜要去除這些食物來源的是誰？就是你們！身為光之家族的成員，你們是反叛者。你們是系統的破壞者，你們來此克服自身的恐懼，並向這顆行星上的其他人展現，他們**沒有任何恐懼的理由**。你們喜歡進入系統製造麻煩。你們、你們這支光之家族的名聲遠播，你們以進入實相體系改變頻率，進而帶來資訊而著稱。身為光之家族的成員，你們的任務不是讓人們改宗叛教；你們直接進入體系，擔任接收器，接收創造性宇宙射線進入體內，即你們占據的人類身體內部。你們偽裝成人類，並允許這個過程發生。

你們是經過編碼的，當記憶開始復甦，你們會開始對自己來此參與頻率改變的計畫做出回應。你們會開始守住、保持、維繫某個頻率，然後**活出那個頻率**。你們的身體、心智體、情緒體、靈性體

P042 所傳布的電子脈動的總和，就是你們身為頻率的身分。

> **當你們活出自身的頻率時，也會影響著每個人、每個走過的地方，而那正是你們現在正在做的事。**

很多人已明白自己所為何來，但也有人的記憶才剛開始復甦。

「頻率調節計畫」正逐步展開

改變、影響人類物種的頻率調節計畫，必須重組你們的DNA及光編碼細絲。這是此時期的龐大計畫，地球正以自身的方式協助宇宙演化。地球是事情發生的地方：它是熱點、實現之地，它是計畫展開的地方，而發生在地球上的事，將影響許許多多的世界。

DNA變異

身為光之家族的成員，你們同意**多次來到地球**——採用各種樣貌，在許多不同的時間框架之下到來——學習技巧、摸索特性、接受訓練。你們必須體驗地球，並且做好準備迎接頻率開始改變的那一刻，屆時你們將成群化為肉身，將計畫付諸實現。

每個地方的光之家族都開始集合了，你們必須將全副注意力放在**彼此的共同點**而非相異點上。身為光之家族的成員，你們不帶偏見地將資訊帶來地球，以刺激你們自身的成長。你們必須這麼做，因為**你們的成長影響著地球的成長**。

你們的DNA會從雙螺旋演化為十二螺旋，這十二螺旋對應著你們體內外的能量中心或脈輪，此時地球上有數百萬人身負重任，你們都同意傳送頻率來達成任務。在你們當中，有許多人正變得健全完善，這些人也影響著其他人，不久你們就會開始清楚看出自己是誰、任務何在。

這段過程對日後的參與者而言，是不可思議的**演化跳躍**，而且將在接下來的二十年內加速發生。有些人已經收到十二股ＤＮＡ、十二股螺旋的重新調校，這十二股ＤＮＡ螺旋在體內與體外互動，其連結意味著那十二個能量或資訊中心可以開始運作，將資訊來回傳給彼此。

傳統上，其中的七個中心位在體內，五個位在體外，一般都稱呼它們為**脈輪中心**，是依你們此時所知的太陽系十二天體的旋轉來進行調校。一如你們的認知，這十二個天體在三度空間中振動，其旋轉是帶有資訊的：它們隨著遠達宇宙盡頭的脈輪系統旋轉，也隨著你們體內的ＤＮＡ旋轉。

當人類的ＤＮＡ開始重組為十二股螺旋系統、讓資訊在其中運作時，會發揮驚人的威力。個人只要聚在一起，合力對目標發出意向——合力成為心靈感應的容器，接納來自宇宙各處的能量——就能改變宇宙的面貌。

我們將你們ＤＮＡ重組的過程稱呼為**變異**（mutation），一旦你們這些身為光之家族的成員能將這種變異帶進體內，就能整合自己的十二個資訊中心。你們會開始了解，**創造你們經驗的人，是你們自己**，你們會學習變成**有意識的創造者**（conscious creators）。不僅如此，你們還會變成**有意識的記得者**（conscious rememberers），記起自己的身分。

必經的混亂

當你們的十、十一、十二脈輪開啟，許多地球外的能量就會出現在你們的生活中，這些能量會隨著愈來愈多人擁有較高的頻率而出現在地球上。十脈輪與太陽系相連，十一脈輪與銀河系相連，十二脈輪與宇宙中的一個地方相連。如果你們能維持這些頻率，就能將資訊帶到這顆星球上，屆時大部分的世人將目瞪口呆、震驚不已。

屆時，將會出現身分的融合、文化的融合，許多「新世界秩序」將注入此地，產生諸多混亂與紛擾。身為光之家族的成員，你們可以單純旁觀，你們知道**必須有這些混亂與紛擾來打破體系**，才能以光重建體系。身為光之家族的成員，你們明白某種進化正在發生，那些能處理不斷變化之頻率的人，將會進化。

此時的地球是個振奮人心的地方，這是個好計畫，不是嗎？

昴宿星人留給地球人的靈性成長指南

- 你是最初造物主在宇宙進行創造的實驗物之一，擁有最初造物主所擁有的能力。
- 萬物皆有意識，意識會振動或受某些電磁頻率的指引而進入振動狀態，而且，意識的振動頻率是可以被影響的。
- 人類文明的肇始，其實是地球被侵奪之始，擁有十二螺旋DAN的崇高原生人類物種一度凋零，侵奪者喜好以混亂與恐懼的頻率滋養自己，於是創造出只有雙螺旋DNA

的人類版本，將人類限制在可掌控、可操作的頻率中——為了滋養他們自己。如今，你的DNA正要從雙螺旋重組回十二螺旋。

- 身為光之家族的你，任務之一是將地球的頻率轉變成愛的頻率，你沒有必要鼓勵人改宗叛教，而是活出自己愛的頻率，以產生影響力——你的成長，影響著地球的成長。
- 你要明白，當進化發生時，會出現許多混亂和紛擾來打破體系，進而以光重建體系。
- 你將學習成為有意識的創造者。隨著你憶起自己是誰，你會開始創造自身的實相，進而改變地球的頻率，成為自己及這片領土的正當主人。

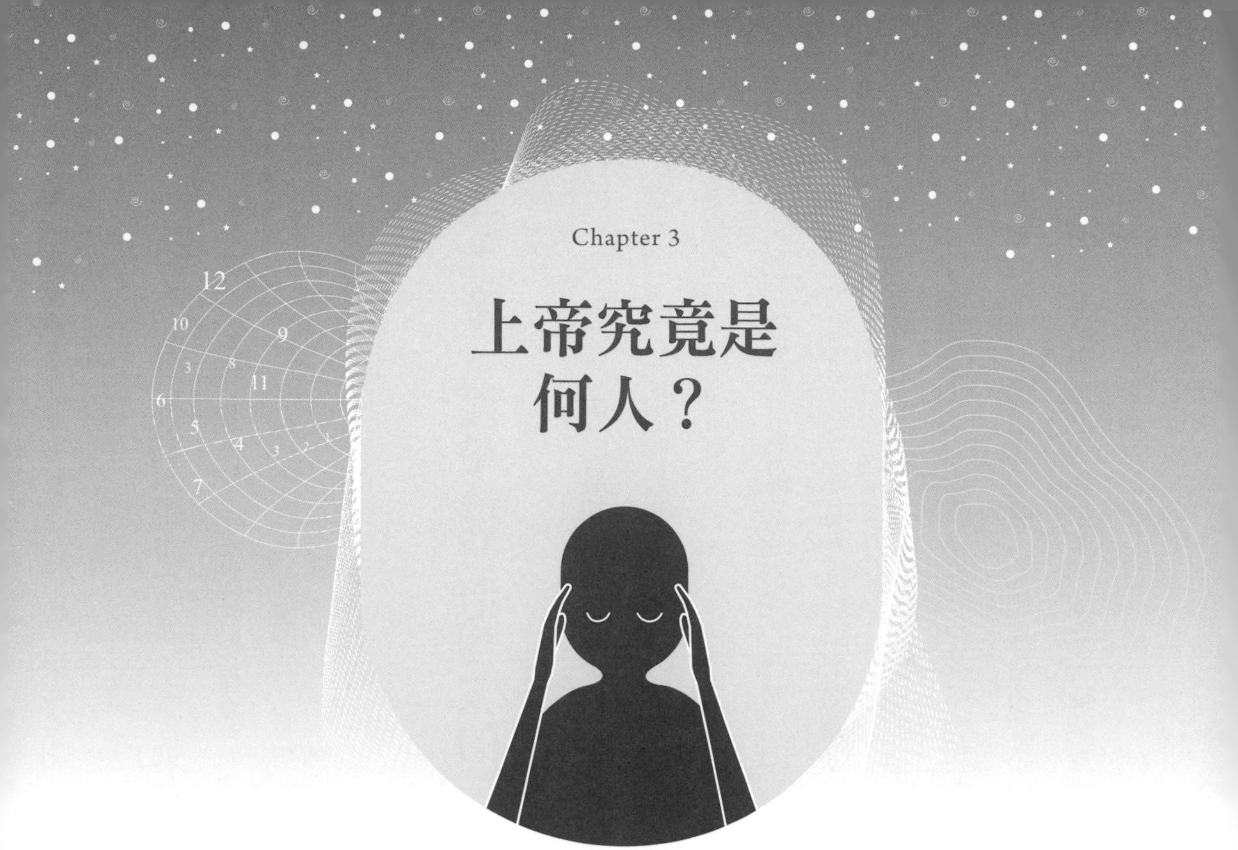

Chapter 3

上帝究竟是何人？

我們的意圖，是拓展你們對神明的認識，因為那些神明即將重返地球，那也是地球即將經歷巨大騷動的原因。當你們學會如何保持來自創造性宇宙射線的頻率時，就是你們已準備好與神明會面的時候。

關於神，有很多概念其實是誤解。宇宙充滿著智能存有，他們隨著時間演化，發展出各種能力與功能，以滿足他們**藉由創造力來表達自己**的需要。在存有與意識的背後都有創造力，而創造力有多種形式。

遠古以前，地球在偉大的存有腦海中不過是個**念頭**，他們設下任務，要去創造新的存有形式。許多這類存有促成了這個宇宙的創造，你們稱呼他們為上帝（God），然而事實上，他們是距離最初造物主十萬八千里的外星載光能量。我們很少在說「神」這個字時以大寫G來稱呼（即上帝），如果我們要使用這個詞，那通常是拿來指我們所謂的最初造物主這個實體。最初造物主在透過愛的個人內爆中，賦予萬物意識，因此，**萬物都是最初造物主旅途中的最初造物主**。

「上帝」僅是最初造物主的一個微小部分

我們將自己看成**最初造物主的延伸**——永遠在蒐集資訊，外出冒險，做著讓人生更有趣、更有挑戰性的事，以便滋養最初造物主。我們透過計畫與努力滋養最初造物主的同時，也賦予最初造物主更大的能量來創造新事物。

我們**從未**接近過最初造物主的實體，即使是我們當中光的振動最浩大的存有，在這個演化階段也**沒有能力**靠近最初造物主，我們尚未準備好處理那種放射的強度。我們在演化到某個階段時，都渴望看一眼最初造物主、渴望自己或許能與它融合片刻。我們知道這**不是不可能**，所以我們正在努力。

有意識的演化，以及具備貯存資訊的能力，才能讓一個人靠近最初造物主。地球上已經有許多人感覺自己與上帝融為一體，他們很有可能是與最初造物主的**一部分**融合，因為這與他們當時的振動最合拍。最初造物主的完全振動會**在一瞬間毀壞肉身載具**，因為那個媒介無法貯存那麼多資訊。

那些對你們而言代表「上帝」的東西，不過是最初造物主的一個微小部分；**即使是最初造物主，也不過是某個更大之物的一部分**。最初造物主永遠會發現它是另一個造物之子，它永遠處於自我發現與覺知的持續過程中。要記得，萬物內部都存在著意識，意識絕非發明，因為它就在那裡。意識便是知，你的知就是你最接近最初造物主之處。**你信任自己的知，就是啟動你內在的上帝**。

此時的地球正進入大覺知，並了解到真正的世界有多大、誰在這場世界球賽中扮演著何種角色：這場球賽不僅是世界級的球賽，更是宇宙級的球賽。

無論你們意識到與否，地球上到處都有階層組織，宇宙中也有各種階層組織。你們有可能居住在某個區域內，卻沒有意識到那裡存在著階層組織；也有可能你們耕耘自己的土地、繳交你的稅款、決定不投票，但對任何官僚政治結構一無所覺。同樣的，地球對在宇宙中運作著的官僚政治結構也毫無所悉。

你們必須理解宇宙中存在著官僚體系或階層組織，這點很重要，畢竟這類組織的時間經驗與你們的不同。其他星球並不活在你們理解的時間結構內，你們所謂的一年對它們來說可能僅是一天的一小部分；一旦你們真正開始了解這點，就能理解為什麼地球在過去幾千年來似乎無人聞問。如今，來自天體的活動開始出現，並再度沸騰，你們將面對大量有待插入各種範式與信仰系統的新知識，地球即將面臨**文化衝擊**——會令你們訝然不已。

你們此時來到這裡是有目標的：重新編排人類物種的造物之神回來了；有些造物之神已經在此地

了！這顆星球一次又一次地被造訪，透過各式各樣的實驗，許多**不同形式的人類種籽**被播種於此。諸多影響深遠的因素創造出地球的歷史進程，地球上存在過一些歷經數百萬年的文明，它們來來去去，沒有留下任何痕跡，而這些文明各個都受到那些你們所謂的「上帝」影響。

你們的歷史受到許多光之存有的影響，你們稱呼它們為上帝。

在《聖經》中，多數這類存有結合成一個代表存有，但它們其實根本不是單一的存有，而是十分強大的外星光之存有的能量集合。

從我們的觀點來看，它們確實是令人驚嘆的能量，不難理解為什麼你們要尊崇並敬拜它們。

古代的神明有善也有惡

地球上沒有文獻能提供這些存有的真實圖像，所有神明都是來此**學習**，並透過創造力、意識、能量的運用**加強其自身發展**。有些存有平步青雲，對學習如魚得水，有些存有犯了毀天滅地的大錯。

這些古代的神明究竟是什麼人？他們是能移動實相、使大自然的靈體對它們言聽計從的存有。人類傳統上都稱呼這些存有為上帝，因為他們能做到人類做不到的事。

這些存有的形象透過許多社會的古代文化流傳至今，他們被描寫成有翼生物與光球——這個世界充滿了各種暗示、線索、人造物，能顯示你們的神明究竟是誰。然而，希望操縱人類的群體編出了一套故事，藉由樹立範式來掌控你們。他們告訴你們，這些存有是真神，教你們要崇拜、遵從、敬愛他們。如今這種範式已瀕臨巨大轉變，真相即將大白，這個真相將徹頭徹尾改變你們觀看世界的方式，而不願意正視真相的人，將認為這是一場災難。那種震驚的回響，將縈繞整個世界。

統治著地球的造物之神有能力化為肉身，不過大多數時候，它們存在於其他次元中。他們讓地球保持在某種振動頻率中，同時製造情感創傷來滋養自己。有些存有對生命的尊崇超乎一切；有些存有不尊崇生命，也不了解自己與生命的關聯。

意識餵養著意識。你們很難了解這個概念，因為你們是以食物來餵養自己，而某些存有的食物是意識。無論是油炸、煮沸，還是從庭院摘取，所有食物都蘊含著其發展到某一階段的意識；你們吸收食物來維持自身的營養，你們的**情緒**是其他存有的食物，當你們因為受掌控而掀起浩劫與狂瀾時，就是在創造支持著他們的振動頻率，因為這就是他們供給自己營養的方式。

有些存有是以愛的振動維生，那個群體希望在地球上重新樹立愛的食物，他們希望將這個宇宙轉變成愛的頻率，這樣一來，它才有機會動身到其他世界播種。

你們是代表光的反叛團體，你們同意回到這顆星球。因為你們有任務在身，所以你們進入並占據肉身，打算透過你們靈性身分的力量發出意向來改變肉身。你們所有人都審慎選取了最能讓你們擁有一切先機的基因路線，每個人都選擇了一段基因史，並透過基因史串聯光之家族的成員。

當人類存在於自己的正當領域，並能了解諸多不同實相時，就擁有了**進入多次元**的能力，進而**與神明融為一體、平起平坐**。你們正開始喚醒自身內在的這個身分。

那些神明曾侵奪了這個實相。就如同你們時間帶中的企業侵奪者，也許是因為該企業的卹養金很充裕，所以他們進入並接管企業，這些神明侵奪者出現時，地球上的卹養金也很充裕。為了讓你們相信他們是上帝，他們重新編排了你們的基因。

光之家族就是在那個時候被驅離這顆行星的，利用無知來運作的黑暗團體趁機進駐。你們的身體帶有恐懼，你們還記得自己曾努力去爭取那些神明代表從你們身上取走的知識；做出這些事的神明是**傑出的太空生物**，他們能進行各式各樣的操縱，透過多種不同方式來運作不同的實相，而人類因為無知，開始稱呼這些太空生物為上帝。

上帝從未以實體的樣貌造訪這顆星球，這個上帝**存在於萬物當中**，你們只和那些為了得到你們尊崇而混淆你們的其他眾神打過交道，他們視地球為一塊封地，是他們在這個自由意志宇宙的銀河系邊緣所擁有的地方。

在侵奪發生之前，你們擁有驚人的多種能力。人類最初的生物基因範本擁有不可思議的資訊，能橫跨多個次元，擁有十八般武藝。那些造物之神侵奪地球之後，發現此地的物種知道得太多——這裡的物種所擁有的能力，大到如同自稱上帝的存有。

於是，他們進行了生物基因的操縱，開始大肆破壞。他們將實驗性的物種版本帶到這顆星球，使原本的資料庫被打散、打亂，但並未遭到摧毀。你們的ＤＮＡ一度是完整無缺的，就像一座美麗的圖書館，資訊都有良好的編目與參照標示，想找什麼都能立刻找到。阻斷數據的生物基因變動發生後，就如同有人將參照系統隱藏起來，將所有的書從書架上撤下，堆放在地板上，令其失去秩序一般。這就是你們的ＤＮＡ在久遠以前遭到侵奪者打散、攪亂的經過。

◎ 最初造物主的電磁能量正牽引人類ＤＮＡ重塑

如今我們要告訴你們一個故事；其中必然有故事存在。我們不是對你們的邏輯心智說話，而是對你們的記憶庫說話，這樣你們才會開始憶起自己在故事中所扮演的角色。如此一來，你們會開始了解過去發生過什麼事、你們在過程中的身分為何。

所有的基因資訊都七零八落、失去秩序，只是還留在細胞內，而你們所能運用且正常發揮功能的唯一資訊，就是雙螺旋。然而，許多沿著雙螺旋設置的資料庫都已停工、封閉，所以你們能運用的數據少之又少。對許多冒充上帝的意識面而言，你們很容易操縱、掌控。

某些實體會按自己的用途、自己的需要，將確實宏偉的現存物種拿來重新塑造為工具，他們干擾了人體內的資訊頻率，不僅改變DNA、給你們雙螺旋，還讓你們陷入無知狀態。你們可接收資訊的頻率直接被關閉，這樣一來，你們就無法轉動自己身上的收音機旋鈕了。

這些造物之神改變了人體內的DNA，而DNA正是智能、藍圖和密碼。如果密碼沒有施展身手的地方，便無法化為存在或藉由表達落實；如果你們被關在一間狹小的房間，裡頭完全沒有任何成長的空間，那麼你永遠都表達不了自己。在過去數千年中，你們的密碼就這樣被強迫塞進了空間有限的DNA裡。

此刻身在地球最令人振奮的一面，是你們的DNA正在發生重塑或改組。宇宙射線正來到地球，變化正在散布，你們體內正在歷經重塑。保有活圖書館歷史與覺知的分散數據，如今正排列成行。

"DNA正在演化，嶄新的螺旋或股正在成形，光編碼細絲也開始重組成群。分散的數據在來自最初造物主的電磁能量牽引下，於你們體內集結。"

我們來此就是為了監督你們體內的這段過程，不僅提供協助，也同時促成我們自身的演化。

這段重塑或重組到位時，你們會創造出演化程度較高的神經系統，讓更多數據進入意識。你們會喚醒許多沉寂已久的腦細胞，開始**使用完整的肉身**，而非僅能操作一小部分。

地球的每一處都會受到這波變化、這種覺知的影響。身為**光之守護者**（Guardians of Light）、希望徹底改變眼前實相並帶來不同選項的你們，正在錨定頻率。如果沒有錨定並理解這個頻率，它可能會帶來混亂。它將會造成混亂，這就是為何你們必須**接地**（grounding）的原因。

若運用得當，**混亂能帶來重組狀態**。時間正在瓦解，能量正愈滾愈大，你們來此，是為了早一步運用那股能量。當你們能將那股能量拉進體內，也將**打造意識通道**協助他人，日後他們才不必重蹈你們的覆轍。

許多人會突然感受到這股能量，措手不及。你們正將光帶來地球，而光就是數據與資訊，在這同時，你們無須開口，便創造出可供探索的新意識通道。

新的意識通道會創造出新的實相、新的選項、新的生活與存有方式，因此你們的社會**瓦解**是無可避免的：因為它留不住光、留不住多次元的可能性，它對你們限制重重，而你們已厭倦了這種狀態。

造物之神有許多形式

造物之神是有太空歸宿的太空存有，他們也正在演化，有些人想將他們踢出「造物之神社團」，因為他們覺得這些造物之神並不重視其造物的生命。在約莫三十萬年前的侵奪發生之前，在地球工作的原始團隊成員其實並不少，他們帶來資訊，打造了這座龐大的資訊中心，使其能連接許多銀河系。後來，造物之神彼此發生了一場大戰，在地球的古代手稿中留下故事的造物之神贏得了這場戰爭。他們之所以來到這裡，是因為可以利用這裡來滿足他們的諸多需要。在最初造物主創造的這個宇宙中，一切都被允許；**因為一切都被允許，所以有很多課題要學習**。

有些造物之神的血脈彼此結縭、融合，就如歐洲的不同君王與皇室家族彼此通婚，使國土結合。這些造物之神會將不同種類混合，看看能創造出什麼來。要記得，他們懂遺傳學，萬物都是在生命力的顯化與運用下創造，他們了解生命力如何運作，只不過你們現在的理解能力還無法了解這個計畫何其龐大。

以恐懼的頻率維生的存有——蜥蜴人

來此將地球的原始計畫破壞殆盡的存有究竟是誰？我們有時稱為「黑T」（Dark T-Shirts）的這些存有是誰？談到黑暗勢力時請和善些，勿將它們說成壞蛋。你們只要理解成他們「資訊不足」就可以了，他們創造出資訊不足的系統，因為他們相信必須以這種方式操作。他們曾一度抗爭，將他們自己與知識分離，如今他們拚命抓住他們現存的知識，緊緊抓住已演化為存有的生命。黑T是以恐懼為根基的生命，這種生命並不重視其他生命，反而會利用其他生命。這些存有是誰？他們是爬蟲類。

這些太空存有一半是人、一半是爬蟲，我們稱呼他們為蜥蜴人（Lizzies），因為我們不希望引起太大的情緒反應，所以幽默一點，你們才不會太嚴肅、太苦惱——我們不是要來嚇唬你們的，而是要來給你們資訊的。你們內心知道這一切，當你們開始開啟歷史、明白自己是誰時，有些人就會開始接觸到蜥蜴人的記憶。

如果你們相信自己始終都是化身成人類，那絕對是你們的**錯覺**；你們化身是為了**體驗創造**，蒐集創造的相關資訊，進而獲得創造的整體理解。你們確實不會僅體驗一次，如果你一輩子都只在同一間餐廳吃飯，然後說「我已經完全懂食物了」，那真是愚不可及。請開始拓展你們的邊界，要明白，你們必須有眾多體驗，**所有生命都有其光輝的一面**。

造物之神有許多的形式，他們並不全是蜥蜴人，有些造物之神外貌像昆蟲，而我們昴宿星人則是與長得像鳥和爬蟲類的造物之神有關。有些存有會從太空來到這裡，在眾多不同文化中運用鳥類的能量——如果你們去看埃及、南美、北美的古文化繪畫，會發現鳥類與爬蟲類的符號。鳥類與爬蟲類有合作的時候，也有相爭的時候。你了解得愈深入，故事就會愈龐大，然後，你們就會開始記起你們的歷史。

造物之神與你們的淵源很深。你們決定為人父母時，便是同意從孩子身上學習，為他們的福祉負責，並教導他們為自己負責。造物之神也一樣，他們看著你們成長，從中深入認識生命；他們學習認識自己的造物，可以說他們是在學習如何當個好父母。

有些造物之神創造生命，只是為了照料或滿足他們的需要，他們以其造物的情緒維生，而你們這個物種所不知道的一大祕密是，**情緒通常伴隨著富庶與豐饒**。有人引導你們不去探索情緒，是因為透過情緒你們會明白一切，而你們的情緒將你們與靈性體連結在一起。顧名思義，靈性體沒有實體，僅存在於多次元界域。

請以「愛」的頻率來餵養那些存有

如今頻率調節的範圍已經改變，來自外界的能量正在改變這顆星球，而這些能量需要你們，因為它們無法從外部改變地球——必須**從內部改變**。

能量僅能帶來創造性宇宙射線，穿透你們的身體，在體內創造出進化的跳躍。你們一旦了解情緒的適當用途，開始掌控自身的頻率，就能**散播**這些宇宙射線，往後你們就不會再以恐懼的頻率來餵養這個存有的時空平面。

”當恐懼的頻率開始在地球上減少，用來增加恐懼的活動會愈來愈多，因爲以恐懼頻率爲食的存有會失去滋養來源——也就是他們的食物。“

在不得不轉換為愛的新頻率之前，他們會試圖恢復本來的頻率。蜥蜴人以各種手法設定地球，在這顆星球上傳播並擴大情緒騷動，那種騷動會再傳送給他們，以某種方式來滋養他們。

要進入一顆行星，必須要有入門管道或入口。你們可以在太空中飛行，好比飛往木星吧，但如果你們從未發現入口，就無法進入那顆行星的存有時間框架，於是只能在看似荒涼無生命的地方著陸。入口能讓你們進入那顆行星的次元，生命就在那裡。那些入口通往時間長廊，是多次元經驗的地帶。地球上有許多不同入口，讓不同物種、來自太空的造物之神得以進入，其中一個掀起衝突的大入口位在**中東**。如果回想地球的歷史，你們會發現那個入口引入了不少宗教與文明事件，那是個大入口——半徑就有一千六百多公里，這也是為什麼中東紛擾不斷的原因，而蜥蜴人使用的就是這個入口。

就某種程度而言，蜥蜴人掌控著這個入口，他們在這個地區打造地下基地與洞窟，並在其中操作一切。兩河流域的**美索不達米亞古文明**是一個太空殖民地，那裡曾引入某個文明，而科威特就座落在這片領地的出口，這個入口與操縱人類以滿足其他存有的需要有關。

在蜥蜴人當中，有些人仁慈，有些人狠毒。我們為何要告訴你們這一切？你們為何必須知道？因為蜥蜴人的實相正在重新進入並與你們的次元融合。你們意識上的演化跳躍**並不僅是進入愛與光**，然後天天吃冰淇淋聖代，你們必須了解實相有多複雜，其不同形式何其繁多，而它們又如何全都是你。你們必須與各種實相和平共處，與它們融合，進而創造出你們集體靈魂的內爆。如此一來，你們就能**返回最初造物主身邊**。

你們即將面臨評判事物並貼上惡之標籤的諸多機會，但你們評判並貼標籤的時候，不會體驗並感受到新的實相。永遠要記得，這是個自由意志地帶，而其背後有一個**神聖計畫**（Divine Plan），而且這是最終計畫、最後一張牌。你們必須記住，這最後一張牌是王牌。

這顆星球上的戲劇性質十分有趣，每當現存系統出現頻率的調節時，就會從那個系統逸出某種磁力，這股磁力會吸引曾與那個系統有所牽扯的每道能量回到系統內，成為演化或過程的一部分。你們將體驗到的一切磁吸到自己身上，以便感覺你們必須產生感覺的一切。

此時，古代的造物之神正因為神聖計畫而被拉回此地，他們必須參與其中，並了解他們的頻率即將改變。他們對此有**抗拒**，就如許多人類也同樣抗拒。不過，他們創造了自己的實相。過去三十萬年來，這些造物之神已經忘記是誰創造他們的了！他們遺忘了自己的神明。

打開你的荷魯斯之眼

身為光之家族的成員，你們並未遺忘你們的任務是去理解——將理解與領會拉到地球上，它們將穩定能量，並產生創造的力量。光，在地球上受到低估，而這些造物之神也低估了你們。儘管他們聰慧過人，但也有盲點，他們著迷於權力，所以不斷彼此鬥爭。

造物之神放棄了自身的一部分並安頓下來，傾心於自己的計畫。你們與這些存有有關，因為你們是他們的延伸或可操作的力量。你們來此是要**影響實相**，不只從外部，也要從內部施加影響，這點正是你們要重新記起的事。

造物之神是回來**再次侵奪**你們的，因為他們不想挨餓。他們理解到，這裡正透過你們發生了「系統瓦解」，所以他們試圖回來創造更大的浩劫與恐懼，再次爭奪這片領土。他們的食物來源對他們而言很重要，但他們正逐漸失去對這顆行星的掌控，所以他們回到中東的主要入口，那裡的地底下有他們的巢穴，他們要回來創造恐懼與混亂。

原始計畫者希望將選擇頻率的自由帶回地球，然而，在演化的最後階段管理，這裡的眾神調節了頻率，不准許這種選擇的自由出現。他們不擇手段，給你們錯誤的實相圖像以搶走你們的靈性能量。我們並不是說這些神明是壞的，只是在告訴你們發生了哪些事，而你們又如何無辜地捲入其中。你們並不明白，這些情況是用來讓你們以某種方式思考或感受的刻意安排，以利產生某種意識的振動。

其實，我們也對你玩同樣的戲碼。如果你們回頭看看我們所做的一切，難道我們沒有特意為你們設下頻率調節的計畫嗎？難道我們沒有設下圈套慫恿你們、說服你們，讓你們自以為有自由意志，從而選擇以某種頻率來振動嗎？我們其實做了和當初的建設者一樣的事。

你們所有人最好放棄你們對聖誕老人的古老定義，當你們獲知復活節兔子、聖誕老人、牙仙子的真相時，便發現到事情經過掩飾，而被你們當成神明崇敬的諸多能量四周也都有這類故事、這類理想的版本。這顆星球上的主導能量依自身意志吸取你們的信仰系統，它將驚人的能量引流到外部，而這股能量是活生生的。他們告訴你們，**你們所有的思想打造了一個世界**：確實如此——它們流入了某個地方。此刻有五十五億多人（作者著書時的數據，如今世界人口已突破八十億人）正在思考，那股龐大的能量就活生生地在地球上。那股能量中最主要的感覺是什麼？說服或逼迫那股能量能展現出什麼？我們來此不是要論斷是非，也不是要談階層體系中的誰究竟是何人，只是想打破你們的幻覺，戳破你們受引導去相信的泡沫。我們不想說這些事是錯的，只是想建議你們**放大思維的格局**。

當你們愈來愈多人不再依本來的計畫（即八十二頁的「造物之神放棄了自身的一部分並安頓下來，傾心於自己的計畫」）振動，請去感受即將在這股主導能量內發生的可見短缺。請想想當你們克服了頻率調節或邏輯心智的冥頑，煥然一新地以自身的健全變成**頻率看守者**時，能做些什麼事。要記得，那個頻率身分是你們的身體、心智體、情緒體、靈性體以電磁脈衝傳播方式的總和。

> **每當你們開始成為自身頻率的主人，不再讓它被吸走，並依自己的意志予以培養時，就是在改變地球上的振動。**

身為體系的破壞者，這是你們尤其擅長的本領之一。我們不想否認或低估你們迄今當成工具所用盡的一切，只是希望你們能從舊工具中進一步成長。你們的崇敬與忠心有一部分是獻給已經不再為你們服務的信仰系統，有一天，你們人人都會超越我們此時引導你們所進行的步驟。屆時，另一股能量會說：「嗯，昴宿星人展現給你們的是這樣，那很好，他們將你們帶到這一步，讓我們繼續帶你們前進吧。」**演化是沒有盡頭的，因為沒有任何給予地球的事物能代表終極的真相。**

當你們召喚自己身為爬蟲類的過往時，就會發現歷來父權體系中的多位大人物確實來自爬蟲類家族。就如同人類並非萬惡，爬蟲類也是如此；他們就和你們一樣，都是最初造物主的一部分，不應將其外貌與生理機能視為劣等。遺傳學大師有能力化為許多不同外貌，但我們都十分明白，運用單一物種的一部分難題在於，真相的完全揭露會對那個物種帶來震驚（因該物種為孤立物種，以為沒有其他物種的存在）。

歷來還有很多其他的造物之神，但只有一些是人類外貌，而目前你們最大的不安或不適是來自爬蟲類的存有，因為那種外貌似乎與你們相距十萬八千里。我們的意圖是**拓展你們對神明的認識**，因為那些神明將重返地球，那也是地球即將經歷巨大騷動的原因。當你們學會如何保持來自創造性宇宙射線的頻率時，就是你們已準備好與神明會面的時候。

如前所述，有些神明已經來到此地，他們走在街上，參與學術活動、政府事務，或者加入你們的職場。他們是來觀察、來指引能量的，當中有些是來尋求強大助力，有些則是來此學習與演化，亦有些並未持有最高尚的意圖。

你們必須了解如何**辨別外星能量**。這是自由意志的宇宙，所有生命形式都被允許。如果有一股能量想威嚇、操縱或掌控你們，那就不是最符合你們利益的能量。你們可以選擇自己想與誰合作，即使某個存有演化出了不起、看似神奇的十八般武藝，那也不代表那個實體的靈性有任何演化，請學習如何辨別。

你們正生活在最重要的時刻，能量正要活躍起來，你們的一切感受是你們變得活躍、覺察到自身隱藏潛能的結果。風四處呼嘯，向你們顯示出空中的大騷動；眾神已經到來，而你們就是眾神。

當你們覺察到自身歷史的同時，便會睜開你們的古代之眼，那是荷魯斯（Horus，古代埃及法老的守護神）的眼睛，不是從人類的雙眼來觀看世界，而是**從神的觀點來看世界**。它們能看見萬物如何相連和背後的意義，因為古代之眼能看盡諸多實相，並銜連出全貌，也就是整部歷史。當你打開自己內心的古代之眼時，不僅能連結自身的全部個人史，還能連上這顆星球的歷史、這個銀河性的歷史，以及這個宇宙的歷史。屆時，你們就能確實發現你們神明的真身了。

昴宿星人留給地球人的靈性成長指南

- 意識便是知，你的知就是你最接近最初造物主之處；你信任自己的知，就是啟動你內在的上帝。

- 請認知到你是最初造物主的延伸。
- 當你存在於自己的正當領域，並能了解諸多不同實相之時，就擁有了進入多次元的能力，進而與神明融為一體、平起平坐——你正開始喚醒自身內在的這個身分。
- 你的身體會帶有恐懼，是因為有些「神明代表」透過DNA編排從你們身上取走了知識——你本該一無所懼；被他們變得無知的人類，看著他們進行各種操縱、透過多種不同方式來運作不同的實相，並稱呼他們為上帝。你必須記起，你的DNA一度是完美無缺的，你應該擁有驚人的多種能力。
- 你的情緒是其他存有的食物，當你因為受操控而掀起浩劫與狂瀾時，就是在創造支持著那些存有的振動頻率。你必須記起自己是誰、記起地球的歷史，才有機會將理解帶回地球。
- 你的DNA正在發生重塑或改組，保有活圖書館歷史與覺知的分散數據，如今正在你體內排列成行，進而會創造出演化程度較高的神經系統，讓更多數據進入意識。
- 你多次化身來體驗創造，而你不會只化身為人類——為對創造有整體的理解，你必須有眾多體驗，而所有生命都有其光輝的一面。
- 你必須學習探索情緒，透過情緒你會明白一切你應知之事，而你的情緒將你與靈性體連結在一起——靈性體僅存在於多次元界域。

- 若能了解情緒的適當用途，就能開始掌控自身的頻率。
- 意識上的演化跳躍並不僅是進入愛與光，而是必須了解實相有多麼複雜、形式何其繁多，而它們又如何全都是你。你們必須與各種實相和平共處，與它們融合，進而創造出你們集體靈魂的內爆，如此才能返回最初造物主身邊。
- 你必須理解，地球即將經歷巨大的騷動，因為那些操控人類的造物之神並不希望人類進化，這會讓他們失去滋養，所以他們會回來製造更多混亂。
- 人類的集體思想打造了一個世界；要產生改變，你得先活出那個改變，再影響他人，最後才能創造世界的改變。
- 這是自由意志的宇宙，所有生命形式都被允許，然而，有一股能量想威嚇、操縱或掌控你，你也有自由選擇不接受——但首先你要學會辨別這些能量，決定你是否要與之合作。

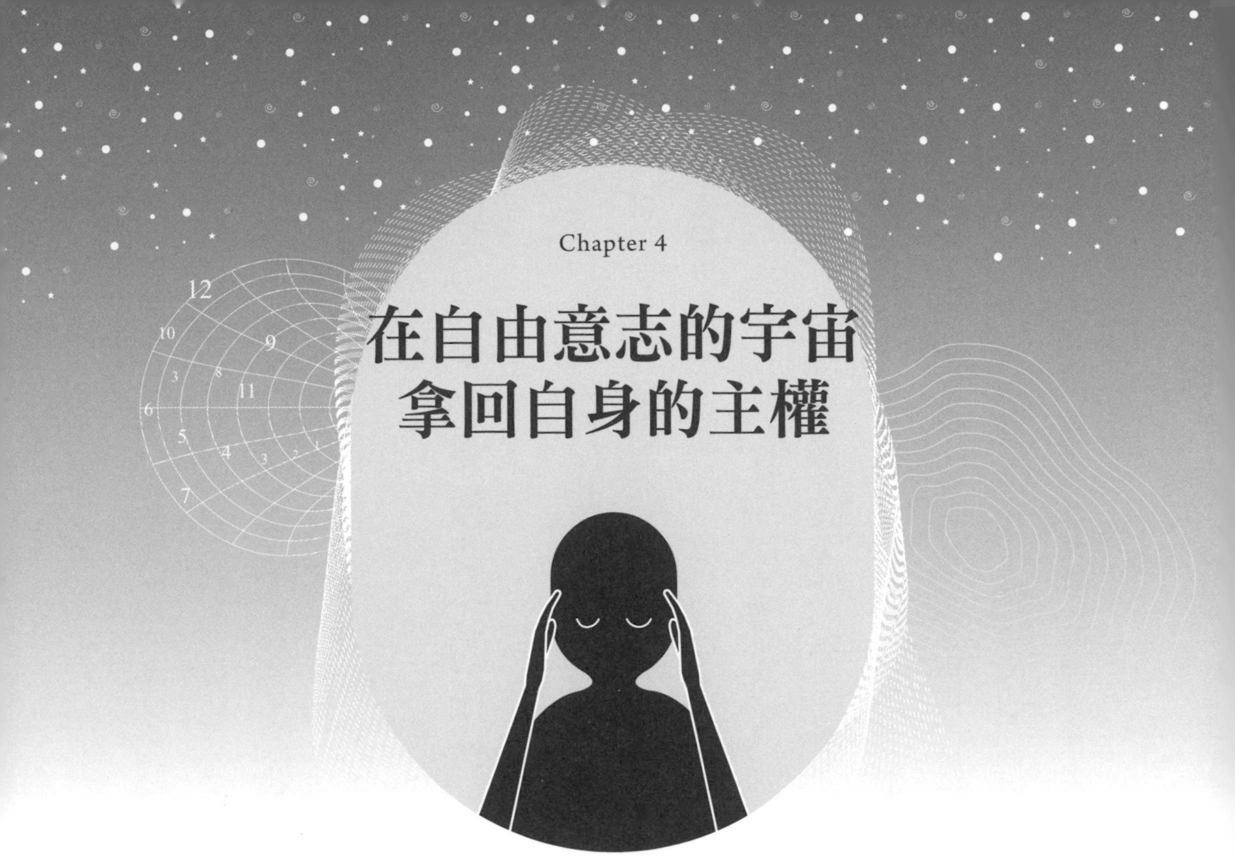

Chapter 4

在自由意志的宇宙拿回自身的主權

在自由意志的宇宙，最初造物主准許一切，連專制也不例外。在這裡，人人都被賦予創造自身實相的潛能；然而，創造機會讓他人為你創造實相，也是一種自由意志的選擇——地球人大多允許他人創造並左右其實相……

很久很久以前，有些存有想創造事物。為此，他們必須進入某個區域，十分精巧地變更某一些造物。這些存有為稱做光的意識面工作，他們與光有關，也嚴謹守護著光。這些光之守護者在不同的時代會面，他們群策群力，並在不同的實相界域交會。他們做計畫、分享藍圖，並選定將計畫付諸實現的時刻。

這個光之團隊中的某些成員依據最初造物主可能的意思進行企劃：最初造物主會怎麼做？在哪裡做？要如何給予最初造物主刺激？這些存有深知光的能耐，他們的計畫經過小心的運籌帷幄；為了執行計畫，這些光之存有接受了幾十萬年的訓練，計畫中的一部分還包括，他們預期到最初造物主終究會引致一場**宇宙大震**。

身為「光之守護者」的任務

開始進行基礎工作訓練時，他們投入了大量心血與準備工夫。在執行計畫之前，還有很多事要學習，因為這確實是個大膽的計畫。光之守護者的意圖是**將光或知識帶進不歡迎光、光在此格格不入的實相中**，就像把腳放進不適穿的鞋子裡。

這些存有的計畫是：為光適存於此地的時機做好準備——你們就是這些存有，而那個時機就是現在。那個時機經過慎重的安排，你們每個人在其存有的最深處都知道自己所為何來，你們來此是要展開關鍵行動，解放迄今為止將你們束縛在這個實相的一切，鬆開像鋼索般綁住你們的細絲，使你們對自己、對你們與宇宙的關係，都不再拘泥於過去的成見。

對來此實現計畫、運用光之意識的你們而言，**現在**就是你們的時機。你們的行動來自當下，你們唯一需要做的，就是開始**允許**這股能量進入身體。你們必須開始與這股能量一起振動，清理自我的通道，掃除鎖定在肉身中的情緒能量。當你們開始檢視自我後，會發現你們有許多自我馳騁在內在公路或意識的內在神經系統上。

你們會發現，社會的設計很巧妙地讓你無從認識最深處、最令人滿足與振奮的那一部分自我。身為光之守護者，你們將創造出**實相的選項**，並把這些選項帶進地球的**群眾意識**中。你們會先**為自己**這麼做，接受自己及自己在生活中所做的一切，以及你的人生所經歷的一切，進而創造出內在的平和與愛。你們會接受並整合這些事物，因為你們知道——若是不這麼做，就無法將你們帶進錨定光的最後階段。

這是一則古老的故事，它就貯藏在你們體內。我們對你們所提出的要求與提醒，有一部分就是為了要開啟這座歷史寶庫，使你們成為**內在的考古學家**。請欣然探索你們的今生和許多其他世的記憶之路，以開始對意識的目標有所掌握。

當你們開始勾勒自身意識目標的全觀，發掘自己走過了哪些聰明的路、採用了哪些外貌、參與了哪些行動時，便會學到如何接納自身存有的全部。

當你們能夠接受自己並不高尚的行為、接納自己的性別身分、接納自己在許多世中如何重視或不重視生命時，就能開啟身體位在胸腺附近的一個脈輪中心，它位在第四和第五脈輪之間——終究是要透過這裡，神經系統才能開啟，進而讓資訊流動，而你，也要透過這裡**使身體再生**，並且進入**無條件的愛**。

當你們接納並探索自己參與的一切，將更能了解此刻在地球上所發生的事，你們會因此允許他人隨著此時他們學得最好的旋律起舞。

此刻，地球上正演奏著混亂不堪的旋律，而這一切冥冥之中自有其目的——這個目的就是**加強自我**，使自我完全理解現實。據此，自我可以清楚決定靈魂穿越實相的道路，或者你們穿越實相的個人道路。

重新理解人類經歷過什麼

原始計畫是要讓地球成為所有不同星系之間的資訊交換中心，原始計畫者並未放棄這個計畫，他們是光之家族的成員，你們當中有些人與原始計畫者來往密切，請花一些時間感受這點。

我們想要喚醒你們的記憶，希望你們開始理解發生在人類這個地球物種身上的事有多宏偉，這樣你們才能以更多的自在與知識（knowledge）、以更多的知（knowing）來運作一切。原始計畫者擅長設計不同的路線與不同的實相。

如前所述，在自由意志的宇宙，最初造物主准許一切。

由於你們所知的時間並不存在於你們的當地區域之外，因此，事物就必須自行尋找出路，這也是對人類而言，會感覺到地球似乎已經有很長一段時間未曾發生過**宇宙行星等級的事件**的原因。不過，在更大的演化計畫中，其實這樣的時間並不算長，只是因為你們被鎖定在地球的時間框架中，所以才感覺起來彷彿天長地久。

光給予資訊，黑暗壓抑資訊。因此，在往後的時代，你們只要遊走到三次元領域之外，就能輕易辨別人事物的真實身分。

至於你們唯一需要做的事，是辨別某樣東西是否為光、能給予你資訊，還是它是黑暗、只能給你們虛假、錯誤的資訊，或者完全不給你們資訊。

暗和光都來自同一位創造者，即最初造物主，它創造了一群造物之神，他們按它的吩咐行事。它給予所有造物之神形成世界的自由：讓他們去發現如何創造生命、如何成為負責的生命管理者、如何在他們創造的銀河系中成為星球的父母。學習成為好父母是一個**持續進行**的過程。

造物之神接受任務，他們塑造自己，並以自身餵養他們的世界。埃及有一則故事描述，一位造物之神在自慰中創造了世界，那位神明從自身創造出眾多的小身分，如此一來，他就能存在於自己的每個造物之中，而非在造物之外。

記憶是造物之神的一部分，要接近這個部分，你們是不可或缺的。這些神明是誰？與他們相爭的神明是誰？來此掌控你們的那些神明又是誰？你們的一部分任務，就是要**接通你們的記憶**。

這些存有回到地球時，你們當中會有很多人轉向他們說：「是的，他們是了不起的神明。我覺得他們非常神奇，他們是如此壯觀，你看他們的能力如此不凡。」

> **有些神明似乎能修補並拯救你們的世界，而這正是使人容易忽視全局的地方。他們看似是來此修補並拯救你們的世界，但事實上，他們只是創造另一種形式的權威與掌控。**

我們的意思是，人們會在這些實體身上樹立信仰體系和範式，屆時會出現某種大型行銷計畫，向你們推銷這些實體的臨在。這個計畫已經在進行了！

創造自身實相 vs. 讓他人為你創造實相

你們不同於地球上的大多數造物，因為你們是光之家族的成員，**知道其他人所不知道的事**。你們或許打從自己的深處便知道，這些存有不是光，而置身於不明白這點的社會中的你們，或許會因此感到難受。許多人會轉而敬拜這些存有，因為奇蹟似乎在發生、世界史上最輝煌的事件似乎即將登場。人類看似即將迎來一個全新的機會、一個全新的黃金年代，然而，屆時將會出現一件令人大為震驚的事——人們將會發現，專制的規模比以往任何時候都還要來得龐大。

當然，這一切的目的是要讓每個人都擁有主權，同時讓這顆星球團結。但是，**並不是每個人都能**

轉變；此時，還沒有人處於想和諧共處的振動中。地球上有些人在發現新的權威、更高的權威、新範式、動物神等的時候，會覺得彷彿陷入狂喜狀態。為此，已經滲入並在地球上擴散的光之家族，將創造自身的星球——光之家族自己的地球。

你們正在理解權威是什麼：誰是今日此地存有們的頂頭上司？他們的上帝是誰？他們的權威又是誰？那個權威正要回到地球，而「權威正要回到地球」這件事，蘊含著人類需要理解的教誨或課題。這些既沒有靈性素養、也沒有靈性傾向的存有，否認了靈性力量的存在，他們發展出的科學原則與技術，使得靈性法則四分五裂。

因為你們理解或相信靈性領域，所以或許會以為，每個在演化中的人都會自然擁抱那個資訊（下文的靈性關聯），然而，事實並非如此——即便不了解靈性關聯，還是有可能成為操縱物質與實相的出色專家。讓你們理解這點非常重要。

未來將有存有從星辰來到地球，他們擁有的能力對地球人的群眾意識而言很不可思議，但這些存有沒有感受，他們不與任何靈性追求有關。這顆星球上的每個人、整個宇宙的每個人，當然也都能自由選擇是否要尋求、喚醒靈性自我。不過，並不是每個人都明白這點。

正如你們在地球上培養出非常強大有力的個人，他們卻不太碰觸自己的感受中心——他們與情緒及靈性意識皆無關聯——太空中也存在著極為強大、但與靈性毫無關聯的太空君王或太空實體。他們都是強大的力量，如果你們遇見這些力量，會感覺像大衛遇上巨人歌利亞（在《聖經》中，歌利亞是約三百公分高的巨人），這就是為什麼讓你們所有人**了解如何改變實相很重要**的原因，因為如此一來，你們才能在各種不同的頻率振動間起舞，或者切換到你們想體驗的世界站所。

崇拜某個對象的需求，就是地球上的頻率控制。這顆星球正朝敬拜新的人事物邁進，而可供敬拜的新神明便是那潛在的全像場面（holographic insert）P164。身為爬蟲類的造物之神知道，他們的計畫已經用罄，他們有意創造新的計畫、分散注意力的新策略、新的去權手段。因此，一切的要務在於請**聆聽自己**、聆聽來到你內在的訊息，並開始隨之起舞，與之友好。你們，你們本身，都要從**內心**發現現實的真相，並以此指引人生。這是自由意志地帶所真正給予的禮物。

在自由意志地帶，二分法或平衡有一部分意味著包容一切，連專制也不例外。在這裡，人人都被賦予創造自身實相的潛能。創造機會讓他人為你創造實相，也是一種自由意志的選擇；地球上的人大多允許他人創造並左右他們的實相。透過頻率控制，你們被引導向外尋求答案。新的神明出現時，你們已經準備好敬拜他們了，事情便是如此綿延不絕。以這種方式掌控頻率的存有也迷失在同樣的事情中，你們就是他們的寫照。

請成為自身的權威

當你們開始依自身的指引與勇氣生活時，一切就會截然不同，而這正發生在許多地方。思維在地球上遊走，**宇宙中也有公路能讓思維四處遊走**——能量網格與創造性宇宙射線是星際系統的一部分，能將你們的信念導向其他存有之地。所以，即使到了今日，作為傳送到其他體系的頻率，你們仍是其他存有的活啟示。

我們將能量從其他體系拉進你們的體系，同樣的，你們也將能量傳送到其他體系施加影響——但你們並不知情。我們希望你們能意識到你們對各體系的巨大影響力與威力，你們甚至不知道自己有多麼強大，而那也是你們之所以危險的原因。你們已經獲得了奇大無比的異變能量，你們要拿這股能量怎麼辦呢？你們想如何引導它？你們愛自己嗎？

原始計畫者所追求的不僅是地球這個特定地帶，他們的目標大得多了：他們想要的是**宇宙ＤＮＡ的轉變**，希望整個宇宙譜出意識的新交響曲。他們不僅想在地球重建可得的頻率，他們玩得更大：他們想重建這整個宇宙的振動頻率，方法是進入各個關鍵地帶滲透，並引發同步內爆。在各式各樣的中心內部，將出現**全宇宙的覺醒**，如此一來，整個宇宙就能在其自身時間中改變頻率了。

原始計畫者希望引起最初造物主的興趣。最初造物主從存有的萬物學習，因為它就是萬物。正如同你們學習如何珍視給你們的教誨、你們為自己顯化的事物那樣，最初造物主也珍視所有造物——一如明智的父母從孩子身上學習，它讓造物存在，並看著自己所孕育的造物來理解自身潛能。最初造物主希望你們走出去，帶回最新發明，如此它才能獲得經驗並演化。

最初造物主將其能量轉向這個自由意志地帶，因為從你們遙遠未來的某一點來看，如果不加以遏止與關照，這場實驗會走向哪裡已經很清楚了：能量會猖獗並成為其他能量的主宰；宇宙體系很有可能出現千百年的獨裁專政。不過，**從遙遠的未來來看，這場實驗已經被重新修訂了**：它的基本能量正在變形與轉化。你們是那場轉變的一分子，你們參與的方式是以林林總總的樣貌進入體系內裡，並讓自己覺醒。

你們的人類部分已經勾勒出誰是好人、誰是壞人，以及在太空階層體系中的誰又是何人。這類主題已累積大量文獻，你們也統統買單。請粉碎所有你買單的那些觀點，逐一摧毀，包括你們認為我們是誰的觀念。

在未來，從天上到來的存有未必是光之家族的成員，他們將成為地球上類似存有的寫照。我們已經告訴你們，權威就是你們的課題——**請成為你們自身的權威**，停止將決策過程交給政府、父母、教師或神明去做，**地球人擁有自身主權的時刻來了**。人類必須受騙過才能夠覺醒。日後，有許多人可能會感到十分的挫敗，你們看得出他人所看不見的事；地球將出現大規模的瘋狂，而你們並無法與之共存，你們會看見——人們成群走向代表愚蠢的假神明。

你們正開始感覺到未來將發生的事。傳送光是一個令人敬畏的任務：一旦你們將光放進體內，事情就會一發不可收拾。你們可不能說：「我要退出光之團隊，不需要承認我是光之家族的成員了。」有些人或許有時想這麼做，但光一旦在此，事情便已成定局。

太空存有的所作所為與人類無異

我們想要你們明白，那些在地球上和地球周圍、你們認為是「壞蛋」、而且和你們的政府勢力達成交易的太空存有，也正在處理和你們相同的課題。

這些存有反映出你們自身的信仰與戲劇：人們控訴他們的行為令人髮指，竟對人類物種進行基因變異與綁架——飛碟研究組織成員對此齊聲發出吶喊。不過，他們其實反映著你們自身的世界：你們默認的一切、你們默許領導者在世界各地所進行的一切。你們對政府與媒體的默許、你們讓自己被利用的方式，這和一頭被外星人變更基因的牛有何不同？這些外星人的所作所為，和你們這個物種的行為並無二致。大眾允許領導者以他們為名任意行事，因為他們並沒有起身說：「嘿，我不贊同你這麼做！」地球上瀰漫著一股理所當然的氛圍，這顆星球上的意識是：「你代替我去做事吧，我不想要負責。你來成為我的政府官員、我的老師、我的老闆，來告訴我怎麼做吧。」

這些外星人反映的就是你們這點。還記得電視影集《勝利大作戰》（V，內容講述具人類外型的外星人來到地球，表面說是要尋求人類幫助並將回饋以先進的科技，實則計畫竊取地球資源並打算以人類為食，但這些陰謀詭計被部分人類發現並展開反抗）嗎？那部影集能讓你們多少了解未來的某些太空實體有哪些詭計與陰謀；有些人確實會把他們當成大師敬拜，認為他們強大無比。我們要說的是，這些劇情將被證明是正確的，「地球上的人類意識將與外星存有融合」的這種可能性正以飛快的速度行銷給你們。

日後，會有人類對某些偽裝成是你們的造物者但身體卻非人形的太空存有表現出意識形態上的崇拜，他們的愚蠢會令研究過並懂得辨識的你們大為震驚與駭異。這些太空存有才高八斗，會與你們分享諸多技術，或許還會治癒某些疾病，但這些疾病打從一開始就是他們協助製造的，將細菌戰教給地球科學家的正是他們。你們會對社會產生嫌惡，因為你們與新的神明合不來，所以心生退卻。你們明白新的神明可能是蜥蜴人了嗎？你認為那有點可笑嗎？請做好心理準備，因為你們對日後將發生的事毫無頭緒——如果我們告訴你們未來將發生的一切，你們老早就潰不成軍了。

有些人會玩兩面手法，置身於兩邊的陣營，因為他們是雙面間諜。這是很複雜的事，是時候該讓你們理解這點了。

> **我們之所以敦促你們改變範式、拓寬身分，是爲了替你們準備好日後即將發生的事。如果你們準備好了，就能在身分上立定腳跟，不會被外界那些你以爲存在的事擊倒。**

噢，親愛的人類啊，你們即將展開一場冒險，也只有你們才能實現這場冒險。非實體領域持續支援著你們，光之家族的成員始終在身邊陪伴著你們。不過，你們是否要通曉我們分享的法則、是否要將它們錨定在這顆星球上，一切操之在你。當你們開始活出我們給予的教誨——相信你們的身分、相信共時性、相信自己是計畫的一部分，會發現即使身陷大災大禍、勝算低得不可思議，你們還是有辦法反抗人類法則。

造物之神有自身的造物者，他們向其演化。他們與其造物者之間的意識偏差，主要在於各世界與宇宙的操縱，未必與操縱物種有關。身為一個物種，你們在多個實相中受操縱，而你們的任務則是去思考：你們究竟置身於多少個實相中？對操縱你們的存有而言，他們的任務是理解他們究竟在多少個世界中操縱實相。造物之神是實相的要弄者，然而，最初要弄著他們的實相、讓他們在所有世界中經歷創造過程的，又是誰呢？

這一切都必須去感知。請容許你們的腦細胞切入存有，**不要用理性、意識心智來鉅細靡遺地下定義**。這段經驗需要你們提升內在的某種感覺，然後在某一天、某個時刻、某個午後，你們會產生一種難以抵擋的知的感受：在那五秒的神聖狂喜中，長達一千頁的內容會活生生地甦醒。

昴宿星人留給地球人的靈性成長指南

- 請解放迄今為止將你束縛在這個實相的一切，鬆開像鋼索般綁住你的細絲，使你對自己、對你與宇宙的關係，都不再拘泥於過去的成見。

- 當你開始勾勒自身意識目標的全觀，發掘自己走過哪些聰明的路、採用了哪些外貌、參與了哪些行動時，就會學到如何接納自身存有的全部。
- 接受自己不高尚的行為，接納自己的性別身分、接納自己在許多世中如何重視或不重視生命，如此你才能開啟身體位在胸腺附近的一個脈輪中心，它位在第四和第五脈輪之間。
- 接納並探索自己參與的一切，以了解此刻在地球上所發生的事，你就更能接受他人隨著此時他們學得最好的旋律起舞。
- 接通你的記憶，真正認識所謂的神明——他們其實只是創造另一種形式的權威與掌控的存有。
- 地球上的每個人、整個宇宙的每個人——包括你在內，都有自由選擇是否要尋求、喚醒靈性自我。
- 一切的要務即：聆聽自己、聆聽來到你內在的訊息，並開始隨之起舞、與之友好——請從內心發現現實的真相，並以此指引人生。
- 你必須認知到，人人都被賦予創造自身實相的潛能。
- 最初造物主會從存有的萬物學習，因為它就是萬物；正如同你學習如何珍視給你的教誨、你為自己顯化的事物那樣，最初造物主也珍視所有造物——它讓造物存在，並看著自己所孕育的造物來理解自身潛能。最初造物主希望你走出去，帶回最新發明，如此它才能獲得經驗並演化。

- 請成為你自身的權威。
- 請去思考：你究竟置身於多少個實相中？

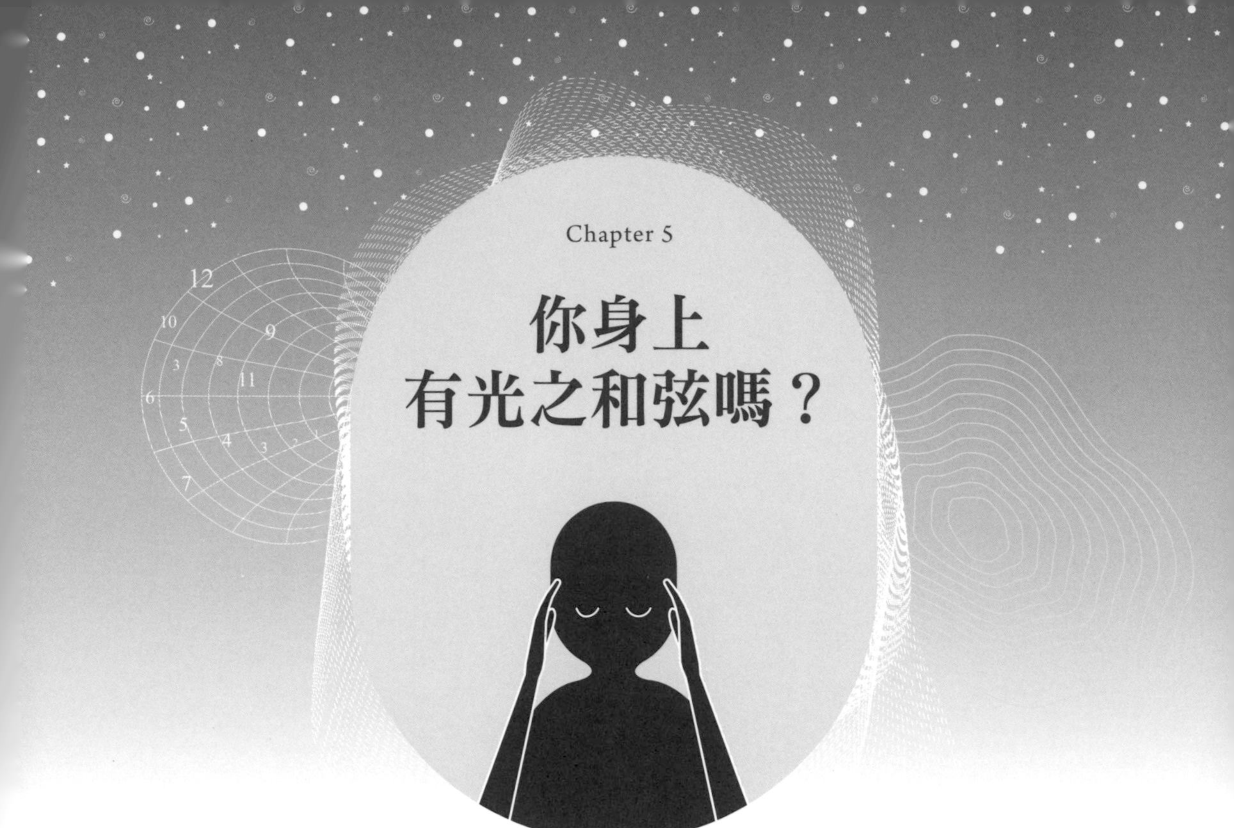

Chapter 5

你身上有光之和弦嗎？

你們的肉身中保有宇宙的歷史。在進入肉身之前，你們都致力於設計能點燃編碼或藍圖（啟動你們的記憶）的事件；然後你們投生，遺忘了一切。

你們的肉身中保有宇宙的歷史，現今地球上正發生的事，是你們**肉身的直接變異**，因為你們允許它演化到有如一部電腦，以便儲存這些資訊。

會發生這種變異，其實是因為生物基因工程，它雖然和你們無關，但你們當然可以藉由合作的意向加速這段過程。身為一個物種，你們的生物基因正在被創造你們的存有改變，他們早就在歷史的關鍵階段重新設計了你們的ＤＮＡ。

喚醒你體內的「垃圾」DNA

這段時期（即上述「生物基因正在被創造你們的存有改變」的時期）是最初的造物之神或企劃者所設計出來的，為的是讓他們能回來接管這個地方，使其回歸最初的計畫。有數百萬個存有參與這個計畫，他們說：「是的，我們是反叛者，讓我們重新接手這個計畫，看看能否修正一切回到正軌。我們會從廢墟中重建，將一切拼合起來。」

計畫由此底定，設計的進行、遺傳學的研究，都是為了找出誰的體內帶有隱性基因及光之和弦。你們清楚選出了血統上最能讓你們接觸到光編碼細絲組合的家世——那是具演化潛能的組合。

在進入肉身之前，你們都致力於設計能點燃編碼或藍圖（啟動你們的記憶）的事件。然後你們投生，遺忘了一切。你們的藍圖與編碼都已點燃到某種程度，因為你們了解到，自己是神聖目標或神聖計畫的一部分。編碼的點燃及對身分的理解將愈演愈烈，因為DNA正在演化，當你們的十二條DNA螺旋就位時，便會開始接通十二脈輪系統。

十二脈輪是漩渦中心，傳送你們必須有能力轉譯的資訊。即使是你們不在地球、與自己的其他身分可能糾纏得更深的時候，你們也在自我演化。

為了演化，你們特別挑選了富挑戰性的情境，這樣你們就必須躍升到既定的天花板之上，或者**超越到可能性的邊界之外**。

無論是哪個實相，你們必須在自己進入的實相中變成超級存有，因爲身爲光之家族、反叛者成員，這是你們的專長。

你們來到這顆星球，就是為了給自己這番挑戰，激起自己的反抗——不是要造成問題或製造不協調，而是**創造出和諧的反抗**。你們透過和諧，反抗了固有的振動頻率。

你們覺得與他人有摩擦，部分是因為你們正在演化之路上衝撞，而其他人不喜歡這樣，因為他們的編碼並不是設定在此時做出回應，有些人則根本沒有這類編碼，因此對這一切無從反應。有些人知道這個轉變的計畫，並於此時來到地球做為觀察者。有些膽小的存有也來到這裡，他們知道如果自己有膽踏上地球——同時明白地球的藍圖為何——那他們本身的意識旅程也獲得了某種鑑定，儘管他們對這場轉變的參與僅是身在其中，也能讓他們的意識突飛猛進。

只要身在這類活動附近，就是一種賦力。所以，決定在此時參與這場頻率大變動的所有存有，都有一份應得的認可。**每個參與者都是不可或缺的**，因為愈多頻率來到地球，就能建構愈多能量來改變固有的頻率。對光開放自己的人，正名符其實地經歷著身體的重新編排——有時你們在夜裡醒來，或許會實地感覺到那種重新編排，亦即重新建構DNA。

你們的ＤＮＡ是一束細絲；科學家會將它描述成一種連接的細絲。科學家迄今能做到的最大發現是，ＤＮＡ的某些部分有某種編碼，他們也發現了ＤＮＡ多餘的部分。換句話說，有些部分他們無法轉譯或理解，所以他們認為那些部分僅是來湊熱鬧的，並稱之為「垃圾ＤＮＡ」。不過，他們偏離了正軌（此指理解偏了）。

我們談過造物之神如何建構你們所有人。你們如房屋般被建構，未來還會擴建或增建；今日你們正處於這樣的時機，那些設計你們的存有正來此進行增建。科學家稱為「垃圾ＤＮＡ」的部分蟄伏於你們體內已久，如今正要啟動。我們在教導中始終強調氧合（oxygenation）的重要性，因為氧氣滋養著編碼，能喚醒你們體內的垃圾ＤＮＡ（當然它們根本不是垃圾）。

科學家稱為「垃圾」的部分將某些感知力深深貯藏在體內，能讓你們成為完全的感知者、四次元的存有，ＤＮＡ的這番覺醒能**改變你們的視力**、**聽力**、**延長壽命**等。這個困擾科學家已久的ＤＮＡ蟄伏部分，如今正要復甦。

今日的你們正迅速變異，某些科學家認為這段過程是一種疾病。有些人非常擔憂，說服政府投入數十億美元研究ＤＮＡ。

事實上，你們體內發生的事**並不是疾病**：你們正在自然突變並重新編排。變異在你們**入睡時發生得最頻繁**，所以你們在清晨醒來時，可能會察覺體內有些異樣。你們可以預料這些改變將開始顯現，你們會開發出新的能力，自然而然知道更多事。

十二螺旋與十二脈輪

人體的原始設計者是仁慈的存有，這些最初的造物之神非常慷慨，賦予你們的生物基因龐大的靈性活力及潛能，這些資訊大多貯藏在你們體內的光編碼細絲中，如今它們正從分散狀態中歸隊。你們的骨頭與骨骼構造在在對應著那個資訊，當你們的骨骼構造對齊時，來自神聖力場的能量將被釋放，宇宙射線會進入你們的體內，細胞內的光編碼細絲會開始自我重新排序，你們會發現自己正在改變，而這場變化將反映在你們目光所及的每個地方。

造物之神設計的演化系統讓你們一步步接觸許多次元或頻率，它根據的是對應著十二個脈輪中心（七個在體內，五個在體外）的十二螺旋的演化。這不過是系統接通的方式，人體內的螺旋要演化，就必須通達到能接通大多數螺旋的共通頻率，這樣發展最低階的螺旋才接觸得到。

十二螺旋

有些人能超越這十二螺旋，但大體而言，人類的意識狀態達不到那種加速狀態。從雙螺旋系統到十二螺旋系統的發展，對人類來說已經是很大的一步了。

有些人的十二螺旋不久就會發揮功能，也有其他地球各處的人要到快十年之後才接收得到這種轉變，這只是因為每個人都被編碼成要到他們**有能力整合時**才會獲得頻率。在計畫的早期，許多人已經為了整合種種變化而難受不已。地球上大多數人都相信現實僅有一個，不可能有其他實相，這可能會造成人類的沒落。

> **十二螺旋在人體內全力運轉時，那個人的內在知識會覺醒，超越他迄今所接受的教導。這種內在知識是自我的知識，告訴他在物理世界之外，還別有洞天。請去相信，去知，去理解。**

物理世界是靈性世界的一條線索，靈性與自我演化的世界正處在資訊爆炸的邊緣：低階能量、便宜且自由的能量——一切都會手到擒來。這一切都與演化中的光編碼細絲有關，這些細絲是成千上萬的微小纖維。

就像我們所告訴你們的，入侵並接管地球的造物之神要你們以某種方式運作，以便掌控你們；他們必須阻斷你們的智能，也確實這麼做了——將形成DNA螺旋的光編碼細絲拆散並切斷連結。然而，這些細絲已經開始重新連結為螺旋，這些螺旋會以三個為一組進行演化，直到形成十二股或十二螺旋為止。當這十二螺旋或十二股光編碼細絲開始在體內振動，每股DNA都對應著一個脈輪中心。

十二脈輪

脈輪中心的數量眾多，能成形的潛在螺旋也多不勝數。就在此刻，螺旋與脈輪數量的公分母（共通數字）是十二，這是人類意識能處理又不會自我毀滅的數量。因此，我們現在要處理的是十二螺旋的演化，讓它們能插入十二脈輪——如前所述，其中七個在人體內、五個在人體外。

人體內的七個脈輪要運作並不難，如果你們讓自己去感受，就能實地碰觸並指出每個脈輪所在：前三個脈輪與生存、性慾、知覺感受有關；第四脈輪是心輪，同情及與萬物相連的中心；第五脈輪是喉輪，與言語表達有關；第六脈輪是第三眼輪，即靈視力；第七脈輪是頂輪，能打開你們的知，讓你們知道自己在肉身之外的身分。

當你們接觸到體外的五個脈輪中心時，就要開始**尋找新方法**來理解你們甚至不知真實與否的事物。第八脈輪位在你們的活動範圍內，盤旋在頭頂上方三十公分以上的地方，大多數人的八個脈輪都在肉身附近。第九脈輪也很近，就在離身體一尺之遙的地方。一旦九個螺旋成形，第九脈輪就會移動到地球的大氣層，進一步成為地球的脈輪，連接到網格。它是一個連接的環節。第十、十一、十二脈輪則非常遙遠：當第十脈輪歸隊並插入後，會進入你們的太陽系；第十一脈輪會向外移動到你們的銀河系；第十二脈輪會在這個宇宙中的某處錨定就位。

你們會從這些個人中心接收到資訊，因為它們也是集體中心，如同你們的其他個人脈輪也是集體中心。當你們學習轉譯脈輪的體驗時，會發現生命已經截然不同。

不是所有地球人都會在此時轉變，因為並非所有人都被編碼成要在這個特定時刻做出回應。你們每個人來到此地都有特定的順序——這份地圖勾勒了你們**最能運作得宜的時間、地點、方式**。許多人都在學習如何遵循這個自我計畫，它將引領你們發現提升的自我。你們一旦得知如何達到（指轉變、提升），生命就會變得如行雲流水，因為你們會變成光的載具，只要發出意向就能移動。

你是這場演化的引路人

不同人會在不同時候暴露在這些變化下，因為**全部一起發生是行不通的**，在需要秩序的地方反而會造成混亂。在個人歷經變化並轉譯其體驗時，他們可以向經歷過那些變化的人求助。對你們這些最早歷經變化的人而言，這段過程可能非常難受。你們是**領路人**，一旦你們挺過了這些改變，就能開出一條路來，指給他人看。如果你們希望接通時間網格，會出現道路地圖來指出可能會發生哪些事件。你們在自身演化中的每一刻付出得愈多，就能愈早讓改變降臨在最後一人身上。

人類物種曾一度占有較高的次元頻率，當時你們有能力出入不同實相並操縱物質，然而，掌管你們實相的存有刻意拆散了許多這類能力。你們必須了解，每個實相都有守護者，不同時期也有不同的管理者與守護者。

我們使用「守護者」（guardian）一詞時，用法是中性的。你們使用這個詞來描述施展保護的人，我們則會說守護者是**掌管著實相的人**，或許也保護這個實相不受其他存有干擾，不讓其他存有進來改變他們的實相。**我們稱為守護者的實體未必是仁慈、振奮人心的；守護你們實相的實體，也可能防範著其他能解放你們的實體，不讓他們進入。**

由於你們經過重組，所以遺忘了很多事，很多固有能力也被拆散與阻斷，失去了作用。這種掌控操縱著你們社會的諸多心智，而且地球周圍有層層的「防護罩」，就算你們嘗試接通資訊，也沒有工具、背景或能力來理解這些實相。

如今，整個地球都沉浸在實相的拓展中。為了進入其他實相，你們必須**先非常深入地探索自身的實相**。沒時間進行二十年的心理分析了，你們必須在幾小時內開發出技巧與能力來，回顧自身幾十年來的情緒演化。

> **你們必須在情緒公路上來回移動，因爲人體是透過情緒來表達自己，那是你們這個物種的獨特之處與天賦。**

你們首先必須**開通情緒公路**，前往你們今生對自己隱藏的區域。記憶會在內在數據排列成行時一波波湧來，那些記憶是關於你們當時難以接受的事件，也或許是你們心裡還不知該做何解釋的事件。有些人或許會揭開與外星人接觸的事件，那是你們所有人的兒時記憶；有些人則可能揭露過去自己不明就裡捲入的情慾表達，無論你們的參與是被動還是主動。這類事情都埋藏在人的情緒體中，因為它對**評判**太過敏感，而心智體會大加評判，因此與靈性體有關的情緒體將那些事隱藏了起來。

你們都**自認**知道自己是誰。你們關於自己是誰的故事，根據的是今生的成長記憶。我們想傳達的是，**你們有很多平行也同樣合理的存在**，擁有不同於這裡的記憶。你們阻斷了這些記憶，或者不去聚焦於這些相關事件，因為你們的情緒體無法進行計算。

你們會接通的記憶，很多都與**情慾**有關，因為你們並不了解這一部分的自己，而你們必須深入其中，才能了解其目的何在。

情慾究竟是關於什麼呢？是誰訂出了何謂適宜、何謂不適宜的情慾表達規則呢？許多人也會了解到，年輕時常在你們身邊的那些人與能量，是來教導你們的；你們避免想起這些事，是因為沒有人支持你們相信，但那些事確實發生過。

你們開始進行多次元探索時，埋藏的記憶將浮上心頭。你們會對自己竟然完全忘了整件事和人生的一大部分感到大為震驚，尤其是發生在十二歲以前的事。你們會十分驚異地發現，你們的神經系統竟有能力關閉心智計算不來的數據之流。不過，記錄還在，以便你們日後重溫，而現在你們將擁有計算許多這類事件的能力──因為你會學到如何中立，不去評判自己所參與的事。

在探索目前的身體、身分、人生時，請加快腳步，你們可沒有那麼多年可以研究了。DNA裡的資訊已經重整並重新接通，你們將感受到今生的事件彼此連結、綻放，在你們居住過的不同地方、採用的不同身分背後，都串聯著同一個目標。

理想情況是，你們會停止評判，並由此理解真正發生在這裡的事，你們將透過**細胞記憶**獲得第一手體驗。若要進入這種較高頻率，並決定你們在地球上生生世世的未來，唯一的方法是**不要評判你們在過程中所參與的一切**。這一點很複雜，也很重要：請去感受我們剛才說的那些事。這段「過程」是指粉碎現存範式，成為現實的異端分子。你們會開始了解，有一個正當、真正的存在被完全隱藏了起來，不讓你們知道。**讓你們記起自己是誰，是一件要緊的事**。

你們並不孤單，你們無法獨力做到這一切。儘管我們告訴你們，你們是自己靈魂的標竿，但你們的自我還有其他面，而這些面已經悟出了故事真相，正要回到你們的時間階段，創造能量渦流來影響所有實相（在此時空的地球，我們雖是自己靈魂的標竿，但尚未悟出真相）。這些時機與其中所蘊含的刺激和喜悅，是我們再怎麼強調也不為過的——**只要你們願意改變**。

如果你們不願意改變、不願意放棄現有的一切，那就得經歷不那麼愉快的經驗了。人人都有不想放棄的事物，要放棄可能很難，因為每個人都有其執著與執迷的地方。不過，你們來此也都是為了有一番成就，好讓你們繼續旅行，滿足渴求經驗的靈魂——那就好比你們在此地有未竟之業。你們周圍多半有嚴密的遮罩，這樣你們才不會說：「我又來這裡做什麼？我要走了！」並就此飛走。

了解更高界域的人在地球上往往覺得孤單，此時有幾百萬個和你們一樣的存有，在此地構成了龐大的支援團體。你們開始碰面，找出彼此，也開始交織你們的意識——將一股細絲連上其他意識的絲絲縷縷。你們會看見，毋須大費周章，一個美不勝收的造物便就此成形，因為那是計畫的一部分，你們為此而動員。

整個星球都被掌控，你們一抵達這裡就接受教導與訓練，讓你們以為你們無法掌控實相。你們接受的教導是，一切的發生都是機遇，是從你們無從置喙的事情中所決定的——這是錯的！**你們是掌控自己DNA的人。**

你們完全掌控著一切，在你發現並相信這點之前，你們在這個自由意志地帶都必須受他人意願左右。你們何其無辜，暴露在讓自己的DNA、智能和其他許多方面受掌控的情況之中。

昴宿星人留給地球人的靈性成長指南

- 無論是哪個實相，你都必須在自己進入的實相中變成超級存有。
- 當你在演化之路上衝撞時，你可能會覺得與他人有摩擦，請勿太過在意，部分原因是尚未醒覺者並不喜歡你這樣；事實上，也不可能所有人類都在此時此刻轉變、醒覺，否則可能會導致混亂。

- 為了進入其他實相，你必須先非常深入地探索自身的實相。
- 人類物種曾一度占有較高的次元頻率，有能力出入不同實相並操縱物質，但掌管人類實相的存有刻意拆散了許多這類能力——你可以重拾回它們。
- 因為人體是透過情緒來表達自己，所以你必須開通情緒，它會帶領你重拾被你自己壓抑的記憶——你必須去學會如何中立、不去評判自己所參與的事。
- 你接通的記憶很多可能與情慾有關，因為你不了解這一部分的自己，而你必須深入其中，才能了解其目的何在。
- 加快腳步探索你目前的身體、身分、人生，記起你自己是誰。
- 你必須願意改變，願意放棄現有的一切。
- 你可能會感到「獨醒」的孤單，但其實你有龐大的支持團體。
- 你是掌控自己DNA的人——你必須發現並相信這一點。

Chapter 6

你是解開宇宙歷史的鑰匙

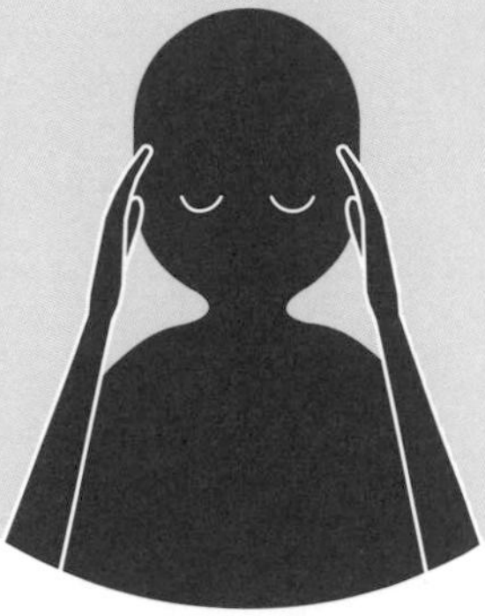

你們體內的光編碼細絲有如一座大圖書館——這座圖書館龐大無比，足以呈現出你們宇宙的歷史。穿越挑戰、解開體內歷史之鑰的時候到了！

DNA帶有密碼，因為這個基因物質及其螺旋是由光編碼細絲所構成的，光編碼細絲有如蛛絲般的細線，像光纖系統那般帶有資訊。

你們用來啟動自己並將資訊帶進體內的光柱，也是由光編碼細絲構成，其中帶有大量數據與資訊，充滿了你們的身體。當光編碼細絲集合並以某種秩序對齊時，會合力釋放出能說明其歷史的資訊。

潛藏在DNA裡的終極密碼

你們體內的光編碼細絲就有如一座大圖書館——這座圖書館龐大無比，足以呈現出你們宇宙的歷史。在地球史的進程中，曾存在諸多不同物種，你們說服自己、相信人類是這顆星球的原生物種，但**人類其實是被帶來這裡的**。

人們即將面對令他們震驚的事實，因為不久他們就會發現骨骼構造非常不同的生物。有些已經被發現了，尤其是在南美，雖然僅被當成玩笑一樁刊在小報上，或者出於恐懼而被祕而不宣。當人類意識提升到接納的頻率、大眾心靈的神經系統平衡到足以進行範式轉移時，地球本身將以各種方式顯露其祕密，例如天氣型態、地球的變動、靈性發現等，你們會揭露一整段嶄新的歷史。

你們眼前的任務是必須**有意識地命令、發出意向與意志**來使DNA演化。發出命令與意志並提出要求，其實並不是一件容易的事，因為你們必須在許多身分之間游移。從歷史角度來看你們的多次元存有、本質或靈魂，其實你們的角色琳瑯滿目，有些還歷經了痛苦的經驗——所有的這些都是富挑戰性的難關。

穿越挑戰、解開體內歷史之鑰的時候到了，請讓光編碼細絲重新集結、形成新螺旋，同時讓自己接納DNA為你們接通的新資訊。你們的邏輯心智未必能解釋那些事，你們會得知，邏輯心智有它的位置、功能、目標，但那不是你們的全部。許多人過度使用了邏輯心智，它的負擔過重且遭濫用，而當你**過度使用、濫用邏輯心智時，就會造成身體的壓力**。你們不需要時時以邏輯理解你們的體驗，請好好觀察自己，無論何時都保持幽默，並相信你們正在演化。

你們將經歷許多事，因為你們正攀上由脈輪系統構成的身分階梯。脈輪是對準你們多段人生的能量資訊中心，你們會在不同人生中的某個領域啟動或表達自我，而讓你們在接下來幾年中發現自己是誰，是至關緊要的事。

光編碼細絲是一種光的工具、光的一部分，也是光的表達。這些存在於細胞內的細絲是幾百萬條線狀纖維，你們體外也存在著對應的光編碼細絲。

“光編碼細絲帶有光之語言的幾何系統，蘊含著你之所以為你的故事；它們先前未能來到地球，是因為暗之團隊製造汙染，使其無法接近。”

光編碼細絲就像帶有幾何形式語言的光線，它們從宇宙資料庫來到這裡，其中含有資訊。你們許多人已來到不需要為身體進行療癒的階段，你們必須將自發性教育植入或放進體內來教導自己，而這便是未來發生的事。

地球上的一些人，尤其是**運用水晶的人**，會學到如何以這些細絲充滿並啟動其他身體。尋求這類經驗的個人會啟動體內的細絲，獲得立即的資訊與立即的知，而教育正往這個方向演化。日後將出現能協助你們進行這一切的存有，你們必須辨認出這些存有、辨認出存在於你們周圍的其他實相。

過去光編碼細絲中的資訊四分五裂時，圖書館並沒有因此焚毀——只是所有的書都從書架上撤了下來，留在房間中央。

請你們想像自己走進一個有如巨型體育場的房間，所有書或資料都從書架上掉落，散了一地。除了碰運氣，你們要如何找尋需要的資料呢？由於人類並不相信巧合中有秩序，所以他們從不遵循自身內在的秩序。

細絲中的資訊留在人體內，但無法以任何邏輯解釋。因此，就目前來看，你們要如何找出資訊？那些資訊會自動顯露在你們面前，而那就是我們提到的過程。你們無須四處尋找，因為要揭露的是你們自身的遺產，透露你們真正的身分。當ＤＮＡ開始形成新的縷線時，這些新縷線將沿著**此刻在體內發展的一條神經系統**遊走，記憶會一波波湧進意識。你們必須努力發展這個神經系統，將光帶進體內，進行系統氧化，學習體驗能量加速，將更多意念與經驗召喚進體內。當這段過程開始茁壯、在你們體內獲得滋養時，你們要好好觀察，因為你們會想知道該如何運用這個過程。

在個人劇場中停滯不前，就像反覆閱讀同一本書，卻不去融會其他書中的所有資料，但事情不止於此：背後有一整個故事。

◎·重新啟動十二螺旋系統

這整個故事與你們的**靈魂整體**有關。身為光之家族的成員，你們同意在肉身中保有對你們所有存有的意識覺知。你們同意接納自己過去的一切作為，以及你們在所有這些存有中所扮演的角色，你們同意侵奪不同實相，並依你們身為光之家族成員所同意的指示，進行改變（指改變那些實相）。當然，你們在這份同意書中擁有自由意志。

三重螺旋帶你們進入感受中心（根據作者早期為昴宿星人傳訊的錄音，人類DNA會從二重螺旋演化成三重螺旋，後來再演變成六個、九個、十二個螺旋，每條螺旋的發展都對應特定的脈輪中心，三重螺旋特別與承受中心有關）——感受中心即情緒，而**情緒是你們通往靈性自我的道路、橋樑或門票**；否認情緒自我就進入不了靈性界域。那個基督化人物（Christed One）說「認識自己」，其實與「**認識你的多重自我**」的意思相同。那個訊息在很久以前就存在，但因為被扭曲，所以人們並不了解自己有多宏偉，也不知道他們需要做的只是進行自我的重新編排。這項工作始終是在內在進行，你們想知道如何改變地球，我們卻始終在告訴你們，**要對自己下工夫**——開發你自己，超越自我的藩籬，學習成為多次元存有，存在於星界中，走出肉身之外。請不要只以在「此地」的生老病死來界定身體的結束——雖然社會鼓勵你們這麼想，以便掌控你們。在自由意志地帶，掌控是戲局的一部分，因為有人想操控一切。你們是光之家族的成員，你們要回應的是哪個階層體系、哪位神明？

DNA是真理與生命的活歷史，如果你們能融合這段歷史，就能進入多重實相——不需要任何錄像、錄音或書籍，你們便有能力體驗多重實相。許多原民文化接受過訓練，能找出活圖書館留在地球上的遺跡，那說明了他們為何崇敬地球及動物，他們了解**萬物是相協合作的**。這些原民文化是被刻意放在地球上的，當正確的時機到來，就能成為一個訓練場地和潛在的記憶啟動場。

DNA保有密碼，它保有身分的藍圖、存有的計畫、宇宙的歷史，以及這個特定地點的生命史。而且，DNA就儲存在人體細胞內。**地球的管理者、人類占有者**（占有著人類身體的光之家族）**最早的DNA所展現的基因藍圖系統，是以「十二」這個數字為根據**。因此，十二股基因資料連接著其他許多與十二有關的資訊來源或代表。要記得，實相反映著實相，這十二股資訊將人類占有者連上人體內外的相應資訊中心。

地球正要進入有目標的會合或對齊階段，原始計畫者透過這個目標，回頭重新啟動被占有至今的物種（即今日的人類）的十二螺旋系統，讓地球回到正軌。萬古以前構思這座生物圖書館時，就已決定地球的管理者將擁有鑰匙，能打開貯存在這座活圖書館的數據。

這要如何搭配十二個資訊中心呢？

人類的脈輪系統連結、開啟、啟動時，資訊會開始尋求表達而變得可讀取。有些事會編碼或觸發這個資訊，將它帶上存有的檯面，使其獲得表達。當你連上體內的七個資訊中心、體外的五個資訊中心時，就是準備好要透過另一組十二個資訊中心來接收能量了。你們啟動自身的十二個脈輪時，便連上了貯藏在平行的十二個資訊中心的能量，進一步啟動過程，最後帶大腦進入其完整、全部、電腦般的功能。

這十二個平行實相保有的門路，能解鎖迄今被當成祕密的資訊。要解放這些資訊有許多步驟，就好比政府的嚴密安全措施，你必須通過指紋與印記的層層關卡，才能接觸到最後一點資訊。要接觸非常隱密的事物，就必須連接許多不同的方法。

十二股ＤＮＡ的啟動，對應著十二個資訊中心（十二個脈輪或以太能量盤）的啟動、旋轉、運轉與開啟，屆時「十二」的旋轉會開始連結。發生這種能量的對齊時，會將能量帶進、拉進你們太陽系的十二個天體，接著十二個天體會開始將能量反饋給地球，釋放自身所持有的資訊來自我啟動，進而使地球的生物基因方面復甦。這類「十二」群組正日益增加——十二個旋轉的宇宙就是一例。透過十二個中心的旋轉，新意識將造成混亂，因為當這十二個能量中心（特別是體外的五個中心）開始回頭連上這顆星球時，會出現不可思議的新能量洪流。

十二螺旋的形成並不意味著你們這個物種已完全掌握資訊，而是表示為了將人類物種射入更高的意識，必須發生最大與最小的變異，才能創造出新的操作標準。這種變異會帶來新的頻率基準，以不同方式影響著每個人，這就好比一顆新太陽在你們的大氣中誕生。

這十二螺旋無疑並不含有光編碼細絲中的所有資訊，但其成形將使人類物種獲益良多，使你們能從更大的格局得知自己是誰。

你是進入地球活圖書館的鑰匙

身為光之家族的成員，你們知道自己的身分；不知道你們身分的，是人類。然而，由於你們是以人類樣貌在此生活，有時你們也會欺騙自己說，你們不清楚自己是何身分。你們從自身永恆不變的存有部分知道，你們是光之家族的一員。

我們之所以稱呼地球為活圖書館，是因為你們都知道圖書館是什麼樣子：貯藏並可獲得資訊的地方。我們之所以使用這個類比，其實是因為我們有意召喚這個圖像：無論你們去到哪裡，都在這座圖書館內，只是你們還沒弄懂如何轉譯資訊，或者還未體認到資訊位在圖書館的哪個地方。

這是我們希望每個人開始擁有的圖像，它會創造出**對地球的大愛**，而你們也更能領悟到這裡有某樣東西將每個人連在一起。當你們發現有智慧生命願意與人類溝通時，就沒有人會是孤單的了。一旦十二個螺旋成形，它們會連上十二個資訊中心，圖書館便啟動了。

人類是被設計成能獲取這座活圖書館資料的鑰匙。關於這點，我們還有很多故事可以說。幾百萬年前，所有生命都在這座星球上共存，尤其是恐龍時期，當時這些大型野獸是地球的守護者，某些能量在這裡建構是為了貯藏數據，而這種狀態維持了數百萬年。

如今「十二」就是連結的系統，如果你們環顧四周，便會看見它無所不在。十二的象徵性插入是有理由的，以便你們在某天領悟到，它將你們連上了別的地方的某物。它不是你們的自然韻律，而是同意在諸多不同實相系統運用「十二」之能量的團體協議。它是一種編碼公式，有很多對邏輯心智而言沒道理的事，對光編碼細絲及變得日益敏感的身體而言，卻蘊含著莫大的深意。

有人會說，這個系統非常沒有效率，缺乏自然的流動，但是這「十二」系統之流，就是地球調整後的流動。事實上，如果你們仔細觀察，**你們其實是處在十三的系統中**。一年中有多少次滿月？十三次。「十三」系統將會來臨，不久你們會向這個系統敞開，因為你們將超越時間。十三的能量超越邏輯，也超越強加的體系。

如我們所指出的，如今光之家族已經來到地球，接納原始計畫者的能量。這股能量將創造出基因的變動，並重新啟動、重組光編碼細絲。這些細絲將構成能使身體進入啟動狀態的十二螺旋系統，**讓人類的價值提升**，因為屆時他們已做好準備，能被用來接觸貯藏在地球中的數據。這個如此重要的數據究竟是什麼？它藏身在昆蟲、花朵、豬、驢尾、兔耳和各式各樣的事物當中，留待你們發現。

我們希望強調的是，儲存在十二座圖書館的數據有很多不同層次，走進時要使用不同的通行碼。換句話說，進入圖書館的方法五花八門，你可不能說「我有通關許可，可以自由取得所有資料」，便貿然闖入。就像今日你們的政府有安全許可措施，這些握有資訊的圖書館也有安全系統。

建立圖書館最初是有理由的，因為過去是專制的脈動在搏跳。**時間看守者**（Keepers of Time）對某些部分的能量有所顧慮，擔心資訊會落入不該落入的存有手中，所以玩心大發地設計了模式各不相同的多間圖書館。

其他圖書館或世界和你們的世界相差十萬八千里，時間看守者的任務是設計一個讓意識演化、保有資訊，並用來獲取資訊的計畫。起初，人類占有者身為圖書館指路人的角色是尊榮備至的。沒有人類占有者，就進不了圖書館；與人類占有者愈能和諧相處，就愈能進入圖書館。人類占有者有某種自豪，因為他們充分享有自由，又能保有連結，能從萬物中找到數據。

如果人類是圖書館卡，那麼，有些卡比其他卡要來得好。成為圖書館卡要經過訓練，當存有來到地球尋找資訊時，會與能對某些密碼起反應的人類占有者進行融合。如果編碼層級低，他們可能僅能看到一部分的資料；每個存有來此都是為了接觸特定資訊。這些資訊並非人人可及，但不是因為那是祕密，而是因為電磁上與某些人的生物結構不相容。

數據必須要穿透個人的信仰系統，否則，沒能以愛進行強力安撫的能量，會令人不堪負荷。以愛強力安撫，才能避免個人四分五裂，讓他們能專心接納更廣袤的概念。這是大概念轉換到這顆行星上的方式：它們乘著**愛的頻率**而來。

”

光的頻率傳送不了大概念，因爲它無關情緒；愛的頻率與情緒有關。個人產生寬廣的自我概念時，必須以愛給予個人目標。

“

沒有愛，他就感覺不到目標，然而，他如果想理解廣袤的事物，就必須時時感覺自己與某個目標有關。

有一天你們會發現，**性**是這段過程的一部分。你們**成為自身情慾的主人**時，會看出哪裡有表達的機會，你們會決定是否要以那些方式來表達。當他人能透過你們、利用你們來發現圖書館時，一年年下來，你們或許會有十分有趣的邂逅。如果你們回頭研究宗教典籍與古代手稿，會發現神明降世與人類兒女通婚的事蹟。

情慾是用來啟動圖書館卡的，卻因為頻頻遭到誤用，所以有不少危險。那就是為什麼你們要成為自身情慾的主人、充分掌握自己要與誰分享情慾的原因，這是非常重要的事。我們不希望任何人是被收買或引誘，因此，我們建議你們多觀察他人是否誠實正直或只是在奉承你們——你們正在成為力量的管理者。

有些傳統派認為，我們根本就讓資料變得太容易取得，毫無監管可言。我們則回說，地球正邁向大衝撞，所以毋須阻擋。我們和其他許多存有一樣，為地球帶來大量憶起的機會。因此，當你們開始蓄積知識與能力時，其他人會因為自身理由被吸引到你身邊，因為他們能透過你們獲取資訊。

當你們與他人有性接觸時，就像開啟了進入其他圖書館的管道，而這與許多事有關。我們希望你們做到的，有一部分是去**愛並尊崇自己的身體、愛自己**，如果你要與某人發展性關係，也要有把握那個人是**真的愛你**。那並不意味著你要與他們結婚，但是性中必須要有愛，你才會知道你是與誰形成連結；如此一來，你的種種發現才會在兩人之間流通。我們不是警告，而是告知你們，因為你們會看見那些不謹慎使用自身力量的人有何下場。

換句話說，**情慾不是你們能隨便濫用的東西**，它是你們開啟諸多管道的方式。如果不加以留心，就算沒有伴侶也有可能吸引到能量；使用情慾來啟動資訊，也有可能招來錯誤的能量。因此，請留意情慾的頻率，因為它帶來情緒，而**情緒是從這座活圖書館取得數據的鑰匙**。

昴宿星人留給地球人的靈性成長指南

- 你的任務是必須有意識地命令、發出意向與意志來使DNA演化。
- 不需要時時以邏輯理解你的體驗，請好好觀察自己，無論何時都保持幽默，並相信你正在演化。
- 否認情緒自我，就進入不了靈性界域。
- 認識自己，其實是要「認識你的多重自我」，了解自己有多麼宏偉。
- 請對自己下工夫——開發你自己，超越自我的藩籬，學習成為多次元存有，存在於星界中，走出肉身之外。
- 你必須學習成為自身情慾的主人、充分掌握自己要與誰分享情慾。

- 個人產生寬廣的自我概念時，必須以愛給予個人目標——沒有愛，就感覺不到目標；而要理解廣袤的事物，就必須時時感覺自己與某個目標有關。
- 你必須愛並尊崇自己的身體、愛自己。如果你要與某人發展性關係，就必須要有把握那個人是真的愛你。
- 性中必須要有愛，你才會知道你是與誰形成連結，如此你的種種發現才會在兩人之間流通。
- 情慾不是能隨便濫用的東西，它是你開啟諸多管道的方式。
- 你是地球活圖書館的鑰匙，而情緒是從這座活圖書館取得數據的鑰匙；因此，你必須留意情慾的頻率，因為它會帶來情緒。

Chapter 7

多次元融合的時候到了

你們所有自我的匯合即將在地球上發生，你們將遇見的多重自我是來自宇宙各處，有些會令你們一想到就目瞪口呆，有些則是你們一看見就會心臟病發——但它們都是你的自我。

你們透過**參與人生事件**的方式而獲益。單是以肉身的方式參與，就能獲得從其他地方蒐集不到的經驗與特性。

在地球上的這個特定時代及過去二、三十萬年間化為肉身，確實是非常強而有力的事件，因為這意味著你們來到一個**黑暗統御的地方**。你們必須盡一切力量張開雙眼，並體驗喜悅與提升。

如果你們回頭思考現代史，便會發現提

升的人生確實少之又少。正因為如此，你們才必須**為自己孕育那種提升**，你們必須說服自己說，你們做得到。

自古以來，**光暗之爭就是地球上的存有本質**。有些人會稱之為善惡之爭，或者提升與邪惡之爭。我們只會說，這是一個存在著某些法則與規定的事件與地方，而地球確實並非目前唯一處理這類挑戰的地方。

以神之形象創造的偉大造物

你們的獨特之處在於，你們的生物基因結構擁有著你們**做夢也想不到的強大能力**。看著你們在這類搏鬥中的表現很有趣，因為你們相信自己僅能運用一小部分的潛能。事實上，你們是偉大的造物、以神的形象創造而成，但因為被掌控，所以即使身懷不可思議的潛力，你們仍無法使其落實。

人們多半僅運用百分之三到四的能力，較先進的人或許能使用百分之十二到十五的能力。大多數人只剩下什麼？其他百分之八、九十的能力到哪兒去了？發揮百分之九十的能力能做到什麼？如今，**那百分之九十的能力正在甦醒**，古代之眼將開始憶起並看見自我的能耐。當古代之眼睜開、你們體認到自己真正的潛能時，就會停止與自己爭辯；你們會停止爭辯自己的能力有限，開始超越你們堅持用來阻止自己的事物。

在古埃及，受訓成為祭司的人，要花**許多世的時間**才能完全張開眼睛、看見其他實相。他們受訓轉世到某些家庭，並記起自己的身分。他們的父母知道他們將生下的是誰，因為他們會夢見這一切，甚至早在懷孕之前就知道誰會進入體內。當時那雙古代之眼張開的程度遠勝今日，能看見許多不同的實相。古代之眼又稱荷魯斯之眼，因為可以看見眾多不同的世界——甦醒者的世界、入睡者的世界、死者的世界、夢中的世界。

想打開古代之眼、身為覺知大師的你們，在許多世中都體驗過這番訓練，如今，已經到了將訓練整合到一個身體、一個無關廟宇的系統中的時候了——這個系統並不會等著給你們的能力一個發揮場地；你們是反叛者，你們的社會不會如古埃及般，等你們的天賦浮現。這些才能在官場中毫無用武之地，在社會中沒有派系可歸屬；你們的生活還未發展到那種境地，所以，你們是以自己的身、心、靈認為適切的速度來運用這些才能的。

別因為沒有加速到小我（ego）認為適切的程度而苛責自己。小我擁有的眼力僅能看見某個部分的自我，靈魂（或者能看穿自己的荷魯斯之眼）對何謂適切有著完全不同的觀感。了解你的需要、體質和藍圖，你就能以保有自身健全的速度操作。精神病院多的是已打開古代之眼但無法理解或領悟的人；他們找不到自己的母站。他們沒有可以插入的地方，所以神經系統的細膩平衡就失序了。

你們的神經系統正在迅速開發，有方法可以體認到這點。每隔一陣子，你們就能捕捉到將你們帶出所謂物理現實的脈動、脫離三次元身分的頻率。你們由此移動到另一種振動中，看見、感覺、體認到非同一般的事物——超凡絕倫的事物——正在發生。在那種時候，人們通常會否認，因為邏輯心智如果無法解釋或掌握，你們就會否認那種經驗或隔離那段記憶。

保持直覺是最佳作法——請仰賴**感受**，即使沒有邏輯，也要信任自己。**沒耐心**則是你們許多人的陷阱，你們總是覺得自己必須移動。不要否認烏龜的美德，儘管牠動作奇慢、時時停下並縮進殼裡沉思，但牠貼近大地，對一切都看得十分透徹。

想加速打開古代之眼時，請道出你們的承諾。**思即存在**（thought is），**思即創造**（thought creates）。如果你們的思維是希望加快速度，盡可能達到最高成長與最佳能力，那麼這就是你們要做的。如果有所懷疑，懷疑同樣也是思維，那麼它也會自我創造。當懷疑產生的時候，它會中斷拓展的過程，因為你們否認來到自己身上的事有其精妙之處。

轉化為多次元存有

我們希望來自古代的你們——身為覺知大師的你們——覺醒時，能通過自己的古代之眼向外張望，喚醒你們知道、你們記得、埋藏在深處的事物。你們必須相信並依靠自己，你們得要去看、去理解自己一切所見，並轉譯這更宏大的願景給他人看。你們會有所領悟，或者達到意識的大內爆，讓你們得知自己始終不變的身分。

是否要解鎖讓自己挺身而出，這一切都操之在你，也只有你做得到。我們談過你們的信仰、談過思維的重要性，我們一再強調**你們是思維的結果**、思即存在，而這（思即存在）是在你們的世界中理解、操縱、運作的本質。當你們開始將這段思維過程放進體內，當你們開始致力於以這種方式生活，那麼古代之眼就會真正開始看見。

你們開始觀看靈魂的歷史時，你們在特定身體中的身分（也就是這個「我」）或許會顯得微不足道。你們在地球的遠古時代曾表現出輝煌的本質，當時發生的事遠遠超過現在感知的範圍。存有彷彿是一本九十公分厚的書，當新世紀覺醒時，你們正位在地球的頭幾頁，你們將在不同的生生世世中經歷這一整本書。

> **處理所有這些資訊時，只要你們打開邊界，不再堅持自己及文明的存在與出處在哪裡，這段故事就會湧進你們的意識。**

開始拆解身分時，請去珍惜、去崇敬、去愛惜構成你的多樣身分，不要覺得其中哪一個身分微不足道。請尊崇每個身分，無論你們是在田裡採草莓，還是在街角撿菸蒂。請讓帶有原始火焰的那一面自我，透過你們展現。當稱呼「我」比較適當時，你們仍然可以是「我」。然後，當廣袤的能量希望運用你的身體載具做為計畫的一部分來影響實相時，「我」沒有就此摧毀；「我」反而被吸收了：變得多次元、變得可以移動。

你們每個人都知道，你們是在意義深遠的時間區段來到此地，那個被寫到、低語著、談論著的時代就要到來。人類的身體將在你們眼前變異，轉化成與不久前截然不同的實體，人類會轉變成什麼呢？很簡單——

人類會轉化為多次元存有。

這是個大詞彙、大概念，然而，這是未來的你們將如數家珍的詞彙與概念。多次元人類是**意識上同時存在於多個不同地方**的人類，人類正在變異或演化為這樣的存有，能從一個站所突然轉換到另一個站所，並能理解自身的恢宏——皮肉不是他們自我的邊界。人類並不僅止於氣或以太體（屬於非物質的身體，長得和生物體一模一樣，只是以物質狀態不同的非物質狀態存在）的邊界；他們存在於許多不同實相中。

這是個多次元自我的時代：自我可以有覺知地出入許多不同的實相；自我可以同時存在於雙時空並從中消失；自我可以進入四次元意識當中——成為**感知者**，而不是思考者。在這個時代，自我可以清楚地了解到，雖然那個會思考的自我非常重要，但是那個部分並不應該是肉身的總裁，而只是個顧問才對。

內在直覺會指引你

直覺是今日你們在指引下，培養來**促成意識結合**的管道。這是講究邏輯的男性面與講究感受的女性面的結合，要使兩者融為一體。

拿出勇氣，信任自己

行動的時候到了，你們正處在一大關鍵點，而今日就是進行大變化、大跳躍的時期，要有所棄絕、有所釋放，要學會放手。完全讓光與靈性帶著你們遍遊自身存有的時候到了，讓自己與自我的多次元層面及你所不知道但存在的自我部分融為一體的時候到了。自我的這些層面確實存在，它們與你們相連，正運用身為靈魂標竿的你們，做為光在此時的這個宇宙移動的媒介。

在我們團體中策劃最初造物主可能會朝哪些方向發展的存有，在其多次時間旅行與預想上是正確的，最初造物主確實正在改變這個存在區域、這個意識之自由意志地帶的振動，地球此刻就發生著這種變化。它從這裡開始，在你們銀河的這個角落，在宇宙的這個邊緣與盡頭。

這是浩大的實驗，你們每個人都無比興奮，衷心渴望參與其中。請拿出勇氣，這點我們再強調也不為過：**拿出勇氣**。請依循你們的內在指引，信任自己，並將能量召喚到肉身內運用。**請挑戰人類法則**，因為這是你們來此的任務；你們是反叛者，我們也是反叛者。

有些存有無法循這條意識路線前進，那也無妨。我們引領你們意識穿越的路並不容易；儘管可能必須歷經多場戰鬥，但這條路能使你們的靈魂獲得它所追求的報償。你們正披荊斬棘開出這條意識之路，日後將來到景色開闊之處，屆時你們將擁有全新的選項，知道自己在地球內外有哪些去處。那些與你們有關的人會發現，他們也有了新選項，所有在此時被吸引來地球的意識都會點燃演化的火苗，最終改變宇宙結構。

請擴大思考格局，將格局放到宇宙那麼大，然後為所當為。

這些多次元自我是誰？你們屢次被引導去相信，自我有較目前更團結的部分，它們的所知遠超過你們目前的所知。在某種程度上，過去確實如此；在某種程度上，現在依舊是如此。然而，你們會發現，身為靈魂標竿，日後你們還會啟動貯存在體內的數據，那些數據帶有你們的整段歷史。

你們要如何得知自我的其他面向已經開始展現了呢？一開始可能非常細微，也可能像頭上挨了一記悶棍，端視自我的情況而定。你們可能哪天坐著的時候突然發現，才一眨眼，自己就置身於不同房間了，那就像頭上挨了一記悶棍。也可能細膩一點：你們逛街看商店櫥窗時，內心突然被模特兒、圖畫或文字觸動了什麼，在那一刻，你們飄離了自身，對自己同時具有的身分產生了清楚的圖像——**那些同時存在的身分，個個都是你**。

你們會開始發現，自我有非實體形式的其他面向，或者自我的有些部分，其實是在太空中運作的太空生物。靈魂即將甦醒，它知道自我的每個面向，每個面向也都同時知道全部的自己。

當你們學習如何駕馭振動頻率、變成四次元存有時，會意識到所有同時存在的實相——你們會先在三、四個實相中取得平衡，再來是五、六個，以此類推，從中培養出這種覺知能力。你們正在喚醒**最初造物主的能力**，最終也會變成你們自身的最初造物主。最初造物主創造這個宇宙與所有其他宇宙，都是為了培養它自己的程度，讓自己敞開多個多次元數據管道，使它——它的意識就存在於你們所知的萬物中——能從萬物中覺知到自己、覺知到萬物捲入的每個事件，它對此有所計算，但又不因此發狂。

你們正在體內演化出上述能力。基本上，你們目前經歷的是**最難的部分**，因為你們有所懷疑，不知道一切是否為真：身體說的是一回事，心智說的又是另一回事；身體的說詞是如此，社會卻有另一番說詞。你們的知正在成長，你們知道自己的內在正在覺醒。

你們必須隨時盡心盡力，當這些天賦與能力開始化為第一手經驗的時候，你們無論如何都必須學習運用。

> **你們會開始知道，自己受天意引導，無論所有事件帶來人生的何種動盪，都是爲了你們的提升而被吸引到你們身邊，這些事件終究會豐富你們的人生。**

完整參與並享受所獲得的體驗

目前的情況就像是：有人在你家後院倒了一桶桶的金子，而你卻碎念道：「該死，金子把草皮壓壞了。」你們認為倒在那裡的金子，讓草皮變得沒有之前那麼漂亮了。

每當你們獲得某個體驗時，請學習參與其中，**以肉身完整參與**。請去享受在那當中的時光，學習同時觀察你們的體驗、體驗帶來的影響、你們的體驗對人我的效應，以及你們從種種體驗中獲得的結果。然後，每當某種非同小可的事發生時，你們就能自己告訴自己：「噢，太好了，太好了——它又來了。我能從中學到什麼？」

此外，在你沒有這些體驗時，可以幻想、開始成為自己的主人，**表現得像**（act as）**下次某個經驗潛至身邊時，你已經知道如何指揮或挪動**。這就像你或許已經學到，從夢中醒來後，要命令自己下次不要再被妖怪追逐，或者在成績慘獲「F」之前警示自己。身為個人與物種，你們必須對所有人生經驗培養這種信念或意圖。

讓你恐懼的非人自我

你們所有自我的匯合即將在地球上發生，你們將遇見的多重自我是來自宇宙各處，有些會令你們一想到就目瞪口呆，有些則是你們一看見就會心臟病發——**它們都是你的自我**。

惡背後的存在意義

地球正要進入這種開端，你們也會進入這種開端，因為你們是地球的一分子，無法脫離它的體系。地球正在自我轉變，用意是成為你們太陽系的一節骨牌，它意圖**將多個世界融為一體，成為所有世界共存的充分根基，並轉譯經驗**——這是地球打算去做的事，因此，你們所有人當然也朝同一個方向邁進。

三次元世界正邁向次元的衝撞；不是各世界的衝撞，而是各次元的衝撞。許多次元將彼此撞擊，其中有些次元看似可怖，非常嚇人。這場試驗、這個開端——開端始終意謂著穿越另一個實相來克服它、使之變形——將面對看似黑暗得不可思議的能量與實體，並了解它們是來與你們融合的，因為它們即是你。它們是你多次元自我的一部分，你是標竿、你是光，而黑暗會來到光明之中。處理這些事時，你必須清楚這一切；**如果心中有疑慮，就不要去做**——請保持澄明。

我們將光定義為對資訊的發揚、散布、分享；暗是對資訊的掌控與阻擋。請思考並感受一下，你們帶著編碼藍圖來到地球傳送光，並帶來行星級的大轉變。你們來此，成為你們靈魂的標竿——即你們靈魂中領路的那一部分。靈魂的那一部分說：「我設定了這裡的步速，就是光與資訊；不要再有事物處於黑暗之中。」

你們可曾想過，自我中有些部分其實是處於黑暗之中，除了透過你們，根本無從見光？它們也需要光、需要解方與答案。你們感覺到的或許未必是黑暗力量的意圖，而是其情緒構造——因為缺乏資訊而振動的恐懼。當你們自我中缺乏資訊的部分向你求取資訊時，你們要如何給它們資訊呢？你們帶來光、分享光，你們說：「我的意圖是使我的其他自我一起走上旅途，讓它們也獲得光。」就是這麼簡單。

光與暗的戰鬥並非真的有益於你們，那僅是分化故事的一部分，其用意是混淆你們。事實上，與自我產生衝突的，不過是採用不同樣貌的個人靈魂面——**你們是與自己交戰**。這場光與暗、善與惡的戰鬥，僅發生在你們不同部分的自我之間，這些部分是同一個能量集合體的多次元延伸或重新化身，而個人是這個能量集合體的一部分。

有些事因為你們不懂，所以會產生恐懼。你們是最初造物主戲局的一部分，是**意識的分離形式**，身處於二元構成的宇宙中。

> **最初造物主以自由意志的元素落實這個宇宙，讓自由意志帶來混亂，接著使能量重新對齊，進而帶來萬物中皆有原始造物者的理解。**

自由意志使一切都獲得允許，對立頻頻發生。原始造物者居於萬物當中，允許一切發生，而這類對立分裂了自我——**令你們恐懼的事其實就是你自己**。當你聚焦於善與惡的故事、尋思其中出路時，唯一要去理解的其實是，你是在與自我的另一面打球，它准許你從你當下的觀點打球。

所謂的惡背後其實有一大目標，但你們僅從它看似不佳來評判它。

身為光之家族的成員，當你們在其他地方時，會進入自我的各個層面，將各種角色扮演到極致。你們來此之後，就進入了地球的密度中，以雙螺旋運作，但雙螺旋幾乎沒有作用，所以你們遺忘了不少事。如今你們即將覺醒，你們會領悟到自己能成為什麼樣子，你們正引導自己去理解到——你就是自身的敵人。

超越善惡，將愛和光的頻率傳遍靈魂的集合處

身為光之家族的成員，你們能獲得的理解遠遠超過他人。你們帶著那層理解而來，經過提醒，如今你們正在學習並接受它，你們的任務有一部分在於允許自己與看似敵對且分離的多重自我融合，而這些自我就在各式各樣的存在之內。

你們的任務還有將愛的頻率（創造的頻率）和光的頻率（資訊的頻率）傳遍靈魂的集合處，你們以單一靈魂的集合姿態來此蒐集經驗並充實最初造物主；分離後，你們各自行動，以自由意志走向自己選擇的方向，而且不加以評判，藉以蒐集到適合的資訊，使你們回歸完整。

如果不**超越善惡的說法**，你們有可能愈陷愈深。

你是來此融合實相的多次元旅人

你們是豐富得不可思議的人格群體，化身進入許多不同的實相系統。身為光之家族的成員，你們將資訊帶來這個實相，而且你們在許多不同系統裡都這麼做。你們自我的各個版本在蜥蜴、昆蟲、鳥類的存有社群裡做相同的事，你們是人格的群體。身為光之家族的成員，你們投生的經驗也包含**非人類的形式**。光之家族成員的一個共同特色是，他們**都參與了諸多有情或混合實相的版本**。你們選擇化身的許多形式看起來可能十分奇特、非常駭人，但這就是靈魂演化的方式。你們並不是僅轉世到一種物種中——你們是旅人。

> **就像你們會以人類的姿態出現那樣，你們也會以蜥蜴或其他物種的樣貌出現，你們之所以這麼做，是爲了使自己透過看似無共同點的形形色色物種，統合出對最初造物主本質的理解。**

身為光之家族的成員，你們知道內幕。你們以大使身分來此融合實相，並從中獲得資訊，使每個人都能釋放恐懼，不再受到束縛。你們的工作有一部分就是與這些其他自我相遇、融合，並感覺這段過程。

理想的話，你們會變成多次元旅人，能從體內引出力量。當你們在田裡勞動、種植花草、與人聊天或採草莓時，你們或許會突然聽見一個聲音，你們欠身離開並說：「有人召喚我，我晚點回來。」一接著離開到某處坐下，讓你們目前的地球人格離開，然後在意識覺知下，將那個人格帶到所需之處，為光之家族增添在那個實相的能力。**時候到了，你們自然會知道**。

你們會成為多次元玩家。如果你們當中有人聽到聲音、感覺受召喚後欠身離開大家，你們將不以為意。你們會帶著意識覺知來回，從自我獲得娛樂。你們不會想去讀書、聽錄音帶或看電影，因為你們會直接活在那些內容當中。不過，當你們將光之家族的能力帶來地球時，其他某些存有並不希望你們留在此地，因為你們與他們的神明格格不入。

為改變地球，學習傳送「愛」的頻率

不是每個人都想要自由。你們身為光之家族的成員，將創造出一顆自由的新地球，而那些不想要自由的人也將擁有自己的地球，**屆時會有分裂與一段分離時期**。身為光之家族的成員，你們知道**不需要硬來**，只要同心協力、支持彼此、在需要時找出彼此、讓自己做事時感覺安慰就可以了，因為你們將做出驚世駭俗的事。

你們每個人都是自願在此時來到這裡傳達頻率，這個時期的頻率是光，但最後你們會學到如何傳送愛的頻率。你們大多數人對於愛的頻率會是什麼樣子其實一無所知，雖然你們談論愛與光，但你們其實並不了解它們的複雜性與真義。**光是資訊，愛是創造；在創造之前，必須先獲得資訊**。你們了解了嗎？

當你們成長並來到這些較高的認可領域時，會打破水泥牆般牽制著你們的多重自我層次的東西。請將圈限人類實驗的頻率想成一座廣播電臺，過去三十萬年以來，人類實驗始終只有一個電臺，一而再、再而三地老調重彈！人類實驗無法轉到不同電臺聽不同的樂團演奏，所以你們始終傳播著同樣的頻率，這創造出某種隔離狀態——地球是一顆被封鎖的行星。

最初造物主與原始計畫者傳送的創造性宇宙射線，能穿越這個頻率罩、轟炸地球，前提是，地球上得要有人來接受這些宇宙射線才行；沒有容器的話，這些射線將會造成混亂與紛擾。你們身為光之家族的成員，之所以來到這個系統，就是為了要接收這些知識射線，然後傳播這份知識、這個新生活方式、這個新頻率給其他人，最後改變整個地球。

身為光之家族的成員，你們來此是要**錨定頻率，讓變異過程在體內發生**，以便傳遍地球各處。你們要活在這段過程之中，然後在地球四處傳播。那是什麼意思？那意味著你們的實相終究會改變，你們處理實相的方式也會改變。**你將不再是自己所知道的你，你會和所有其他的你關係更緊密**，這些你就和現在的你一樣，正在尋找機會躍升。

這段過程包括遇見、融合、運用多次元自我，當你們的知識提升後，會領悟到自己並不孤單，自我具有多重性；你們原有的理解會受到挑戰。沒有透過這種多次元自我，你們的知識就無法提升。所謂知識的提升，代表完全領悟、體驗、遇見一群智能體並與之融合——這一群智能體存在於超越時空不斷拓展的當下。

習慣「恐懼」的存在並轉化它的能量

請相信我們，你們身為光之家族的成員，已經廣泛研究過發生在地球上的歷史操縱，就像奉命上場的人必須經過長時間的訓練，你們每個人都經過訓練，也都有內在知識。

至於我們，我們的角色是撥動那根關鍵的弦，使你們的意識活動起來，這樣你們才能上前奏出你們已練熟的旋律、歌曲或舞曲。

知識就在你們心中，你們**同意發掘它**，就能喚醒更深一層的知識，而同意喚醒這份知識的人將會變得非常自給自足。如果你們不因驚嚇而止步，你們的知識會變得異常豐富。

我們必須很坦白地告訴你們，**恐懼在你們的演化過程中永遠扮演著某種角色**，所以請習慣它的存在，不要覺得恐懼就是不好的。當你們拚命抵抗還是只能臣服在恐懼之下、容許自己對恐懼買帳，接著你們還得在其中周遊、體驗一切感受——如此你們才能克服它。請開始說：「我會轉化這個恐懼，我會理解到它是計畫的一部分，我會理解到它對我有用。」

要記得，你們透過意志創造實相的力量與能力，終結於恐懼升起之時。

我們要告訴你們——生命，即是遇見恐懼。請開始認真看待人生中的種種事件及你們創造事件的方式；請了解**你們之所以創造它們，永遠是因為對自己有用**——你們已為此接受訓練，你們已為此而編碼。

昴宿星人留給地球人的靈性成長指南

- 你必須為自己孕育人生的提升，你必須說服自己說，你做得到。
- 你那未使用到的百分之九十的潛能正在甦醒，你必需睜開你的荷魯斯之眼，如此你才能憶起並看見自我的能耐。
- 保持直覺——你必須學習仰賴感受，即使沒有邏輯，也要信任自己。
- 你必須相信並依靠自己，你們得要去看、去理解自己一切所見，並轉譯更宏大的願景給他人看。

- 請道出你的承諾：思維即是，思維創造。
- 請享受珍惜、崇敬、愛惜構成你的多樣身分，不要覺得其中哪個身分微不足道。
- 多次元人類是意識上同時存在於多個不同地方的人類，你正在變異或演化為這樣的存有——皮肉不再是自我的邊界；自我是可以有覺知地出入許多不同實相的。
- 雖然那個會「思考」的自我很重要，但你必須明白：思考的自我不是肉身的總裁，它只是肉身的顧問。
- 直覺是今日你在指引下，培養來促成意識結合的管道。
- 請拿出勇氣，請挑戰人類法則，請依循你的內在指引，信任自己，並將能量召喚至肉身內運用。
- 請擴大思考格局，將格局放到宇宙那麼大，然後為所當為。
- 你會開始發現，自我有非實體形式的其他面向，或者自我的有些部分，其實是在太空中運作的太空生物。
- 你正在喚醒最初造物主的能力，最終也會變成你自身的最初造物主。
- 每當你獲得某個體驗的時候，請學習參與其中，以肉身完整參與並享受、觀察當中的一切；在還沒有這些體驗時，可以幻想、開始成為自己的主人，表現得像下次某個經驗潛至身邊時，你已經知道如何指揮或挪動。

- 你的實相終究會改變，你處理實相的方式也會改變。
- 面對看似黑暗得不可思議的能量與實體時，請保持澄明——一旦內心有所疑慮，就不輕易舉動。
- 你必須明白：自我中有些部分正處於黑暗之中，除了透過你，根本無從見光；你必須發出意向，使其他自我也獲得光。
- 令你恐懼的事其實就是你自己，你是在與自己交戰——你必須允許自己與看似敵對且分離的多重自我融合，而這些自我就在各式各樣的存在之內。
- 請習慣恐懼的存在，不要覺得恐懼就是不好的——生命即是遇見恐懼，恐懼對你是有用的，你必須體驗它，才有機會克服它。

Chapter 8

要活在終極專制的意識操控之外

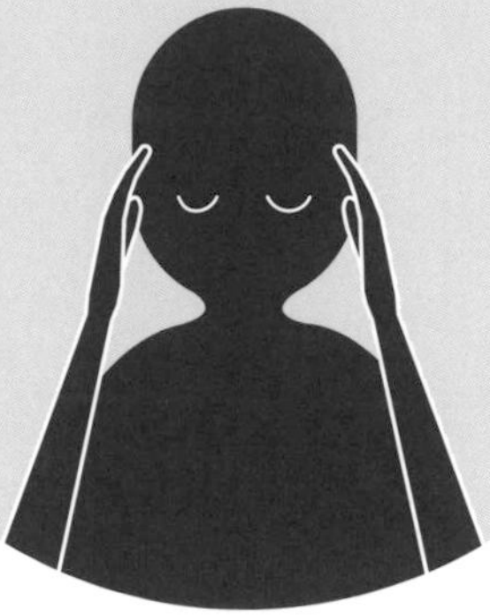

你們就像羊圈裡的羊，被自以為擁有你們的人掌控著——從政府、世界管理團隊到太空中的存有；你們在頻率控管下被剝奪了知識。不過，你們終究會超越那個遏止你們、持續以混亂與紛擾轟炸你們的頻率；你們正走入光之中。

社會進行終極專制的掌控手段不是軍法，而是意識的心理操縱，實相是由此定義的，所以生活在其中的人甚至不了解自己身陷囹圄，他們根本不知道自己生存的世界之外別有洞天。

我們所代表的，正是你們被教導的一切之外的世界。

你們有時會來此探險，我們也希望你們來到這樣的世界居住；它位在社會教你們要生活在其中的世界之外。

地球的頻率正被其他存有操控

你們就像羊圈裡的羊，被自以為擁有你們的人掌控著——從政府、世界管理團隊，到太空中的存有；你們在頻率控管下被剝奪了知識。請將頻率想成一種你們為了轉到自己想聽的電臺而進行的傳播與接收，這是智能載波的播送，其頻率範圍是沒有限制的，智能物質的傳送範圍也沒有界限。

頻率控管限制了你們能收聽的電臺數。身為光之家族的成員，你們必須透過靜態混亂來錨定新的頻率，將它帶進物理領域。由於諸多原因，**長久以來地球上各種頻率的可及範圍都甚為狹窄**，你們必須不計一切去察知原因。當你們得知自身的個人歷史、發掘自己有哪些必須打破並改變的無效行為模式時，地球也在透過自身的行為模式搏動，你們正要以最戲劇化的方式來重複一顆星球的歷史。

為地球錨定新頻率

你們來此改變且去除加諸限制的頻率，並帶來資訊的頻率。

當你們獲得資訊時，就能超越必須置身於恐懼中的需要；當你們感覺缺乏資訊並失去掌控時，就無法掌握更大的全局。

你們每個人都是來此喚醒內在的自我，喚醒你們存有的編碼——DNA——而你們也正做出回應，這便是爲什麼你們從生命的四面八方尋求經驗的原因。

你們與多不勝數的其他人，都已經在地球上**展開了異變**的過程。當你們進行電磁異變時，也是在改變你們的頻率或你們播送的旋律，而你們終究會超越那個遏止你們、持續以混亂與紛擾轟炸你們的頻率。

當你們改變、傳送、維持自身頻率時，終究會產生不同的振動，改變身邊的每一個人——他們感覺得到這種頻率改變的可得性，它就像波浪般傳遍整顆星球。

當地球接納了你們辛苦獲得的新頻率時，在骨牌鏈末端的人也會接收到，而這個新頻率又稱為知識、光與資訊，亦即**擺脫枷鎖**。你們就此擺脫資訊不足、資訊錯誤的狀態，並且獲得充分的資訊；你們正走入光之中。

◎成為「頻率看守者」

你們每個人都有任務在身，要去獲得資訊，並為地球帶來頻率轉變，同樣的，你們也必須學習成為頻率看守者。

你們必須升入某個有知之地，並持續待在那裡；你們必須能掌控自己的身體，才能以意志使其進入靜止或活動狀態；你們必須有進入內在的能力，治癒情緒與身體必須治癒的地方；你們必須開始撥開自我的叢林，找出林中空地的所在，以便指路給他人看——有時你們**不是以言語**向他人指路，而是**維持、活出、運用自身頻率**，並拿出勇氣這麼做。

身為系統破壞者與潛在的頻率看守者，你們顯然會進入最需要你們專長的領域。許多化身為光之家族成員的存有之所以來到美國，那是因為它是最能獲得進展的土地，也碰巧是**「否定」很盛行的地方**。你們相信自己活在自由之地、勇氣的家鄉，但你們生活的地方其實是地球上掌控最嚴密的實驗社會，這裡樹立的專制很有趣，因為它沒有高牆。做為一個國家與集體意識，美國至今仍未察覺到有什麼不對勁：美國的環境掌控其實遠較前蘇聯更嚴苛，前蘇聯的管控是顯現在外的。

由於人人都唯恐放棄美國的體系，所以想讓他們放棄得用逼迫的。這個體系很腐敗，功能不彰，也不尊崇生命、不尊崇地球——那是最重要的關鍵。**不尊崇生命也不尊崇地球的事物，有一天定會垮臺**，而它確實將徹底垮臺。

使人類團結的分化手段

意識必須改變。這是神聖計畫的一部分，而這個機會與設計都不容錯過。因為你們對物質世界的參與過深，完全缺乏對身邊非實體世界的理解，因此，未來在你們的生活中，將出現事物孰先孰後的重新排列。

以往擁有一切時，人們未曾想過要挺身而出，但屆時他們**會失去一切，然後再站起來**。人們會覺知到，自己擁有不可思議的潛力。

未來，連結與社群合作會四處出現，以便你們不再因為政治意識型態而分離。那種分離其實是被設計出來的，每當一群人處在分離的狀態，他們就會聚焦於彼此的相異之處，或者是為自己貼上與眾不同的標籤，這種完美的偽裝會妨礙他們去發現彼此的共同點——這種分離狀態使人無法聚合成一股強大的力量。

刻意設計的危機時代

尤其在美國，運作中的政治謀略多半是特意用來分化你們的。請看看新世紀運動（New Age），你們看出新世紀運動有多四分五裂了嗎？所有言語都是為了**避免你們發現彼此的共同處**——當人們發現這點時會很憤怒。

> 隨著愈來愈多掌控與分化手法揭露，怒火也愈築愈高，種種事件會令人以為這個國家即將分崩離析，但它們的目的是使人們團結。

一種新的自尊與健全感將隨之出現，因為那是這個時代的設計目標。

金錢操控

物質界是與人人都有關的領域。在美國，生活無非就是你的口袋裡有多少錢，以及政府想要你從口袋裡掏出多少錢。稅收將在美國成為造成莫大混亂的議題，也會帶來最強力的統一，因為人人都要繳稅。你們的上帝或許不同，但你們都要繳稅。

政府十分聰明地將中東危機化為轉機，允許它獲得自己想要的，又毋須請你們准許它徵收更高的汽油稅。

你們看出這些事有多聰明了嗎？這裡加一點稅，那裡加一點稅，人們就會開始檢視自己生活的品質了。你們會看見這個國家怒氣衝天，因為許多人深感無力。當人們終於了解自己一直被操縱、開始想表達感受時，**憤怒**是最早出現的情緒之一。

科技和媒體操控──尤其是電視、電腦

現代科技是頻率控制最嚴密的武器之一。**你們買下娛樂與便利的機器，而它們在在是與頻率控制有關的手法**。我們強烈建議你們擺脫電視機，它們是在日常基礎上操控你們意識的主要工具，這場實驗的調控，可說是細緻入微到你們會下意識回應電視散播的疾病。一整個世代就是如此以看電視來扼殺自己──並以此支持著醫療社群。

有時電視上會播出解放人心的資訊──甚至會出現新世紀節目。然而，你們有可能眼睛看著述說你們能如何超越自己、擺脫限制的電視節目，潛意識裡卻受到防止你進行原創思考的頻率衝擊，這種潛意識刺激令你深陷於「要生存、要達標、要準時、要閉嘴、要乖乖上班」的社會之中，動彈不得。電視也使你久坐不動，變得日益肥胖。看看你們四周，醒來吧，人類！

電視帶來的潛意識刺激大多是透過科技進行，那是**與外星存有合作開發**的結果。運用潛意識來干擾人類意識已成為遍行全球的計畫；只要想想那有著兩、三、四臺電視的屋子，就不得不同意，這是非常成功的行銷計畫。有些知道電視會推銷潛意識刺激的人，以為自己能免疫，然而，電視的效應無孔不入，無論你們說自己的心智如何清醒，也抵銷不了科技目前對你們的振動頻率所造成的影響。

我們說過，有些存有是以你們的情緒體為食，請想想電視如何成為他們的有效工具。全球各地有幾十億人正看著電視上的節目，發散情緒汁液到大氣中，他們無須發動太多戰爭來激怒你們──只要多拍幾部電影就夠了！

需要看電視的人，並沒有接通內在豐富的資訊及身邊唾手可得的資訊。事實上，如果你們真的想要演化，那就**不要讀報紙、不要聽收音機、不要看電視**。如果能**脫離媒體**一段時間，遠離混亂、焦慮、壓力、嘈雜的頻率，以及琳瑯滿目但你們並不需要的誘惑，你們就能開始變得澄明。你們將會開始聆聽自己內在的聲音，真正生活在這個世界，又不至於迷失——你們將會變得澄明，這點再強調也不為過！

電子產品也堵住了你們的頻率，有時某些東西儘管不是特地用來堵住你們的頻率，但其電子頻率和你們的頻率並不相容。此外，在這些電子產品中，多數是設計來創造靜電，為的是讓你們能永遠待在某個振動頻率，變成安全、無害、無活動力但有生產力的牛隻。

那麼，電腦呢？你們最常用的還有電腦。你們有多少人以電腦工作，最後卻落得頭痛的下場？尤其是那些在大公司工作、與其主機相連的人們。大公司其實也著力於某些層面的心智控制；他們使用你們的心智來產生能量，以獲得自己想要的利益——相較之下，個人電腦就不那麼有效、強大了。

有些新發明將會浮現——非常地下的發明，因為它們永遠得不到推行市面的專利。一整個以物易物的地下經濟即將崛起，人們在其中交易某些發明，而能抵銷許多頻率控制的科技也會出現：這些科技能改變空氣與水的品質，還能夠清理並封住你家，如此一來，你們就能保持能量健全，沒有任何事物能攻擊到你們。

有些科技的效果不同凡響，你們了解科技如何用來對付你們了嗎？**科技向來不是為了你們好而使**

用。電視本身未必有害，但被用來滿足不好的目的。科技沒有什麼不對，**使用科技的方式**才是關鍵，差別就在這裡。

教育體系操控

教育體系是另一個控制著你們的領域，你們被教導的事物大多是扭曲的，你們認真工作、付清貸款、付錢學習你們還沒入門就已過時的事物，尤其是科學、數學、心理、醫學領域的探索。

生活在依你們的學歷給予獎勵的社會當中，究竟該怎麼做才好？請開始說：「我相信我能建構自己的世界，我相信我不需要這些證明來定義我的存在，我可以成為獨一無二的自我——擁有主權的自我。」請提出不以學歷來探索世界的方法或方式，教育是為了求知，橫越沙漠也能帶來知識，知識未必要來自書本。稍微探索學校教育是無害的，但不要被收買了，**不要以為學校教你們的都是正確的**。

假議題操控

你們還被能觸及情緒內核的議題所掌控與分裂。墮胎／反墮胎的議題不是全球議題，而是國家議題。有的時候，事情看起來的確像無辜受害者被完全無關的事件踐踏、擊垮。當然，他們是這樣教你們的——告訴你們說，你們手無縛雞之力，只能看神明心情好不好，願不願意拯救你們，然而，事實從來就不是如此：生活被意外或暴力衝擊的人，其實是自己選擇了那條路。

墮胎／反墮胎的爭議在美國是許多政府內部派系刻意塑造的，目的是創造不和諧、分化並征服，然後你就擁有了人民。如果你讓人民自行選擇，給他們自由與持續改善生活的能力，你就擁有不了他們。**每當人們開始對立，掌權者就漁翁得利**，即使是墮胎權這樣的議題也不例外。

他們如何漁翁得利？在美國這裡，他們阻止女性彼此團結，也不讓男性彼此團結，他們使人們處於恐懼之中。他們持續將這些問題擺在你們面前，說服你們相信女性無法掌控身體的生育過程。事實上，你們並不需要墮胎：你們不想要的話，一開始根本就毋須懷孕。如何做到？靠意志。可以告訴自己：「此時的我還沒做好懷孕的準備。」反之則是：「我能夠接納孩子到來了。」當你們擁有自身的時候，就不需要政府來批准你們如何使用自己的身體。

街頭暴力操控

大城市的街頭暴力是另一個細膩的掌控手段。

美國的大都市（洛杉磯、紐約、華盛頓特區等）是一個個能量桶或能量洞，貯藏著進入北美大陸的能量——迄今皆是如此。這些城市中的暴力加劇，因為他們知道如果持續醞釀並報導不安，也許就能當成一種操縱國家的媒介。這些事是有人刻意在物理層次上煽動，並在以太層次上輔助發生的，因為**滋生的恐懼愈多，掌權者就愈能從中獲得滋養**。

當某位女性與家人一同外出後遭受攻擊，看似僅為無辜受害者的幼小兒子抵抗加害者，最後卻被刺傷倒下，就這樣無預警地在假日喪命時，恐懼在人群中的傳布，將使許多存有獲得滋養。不斷爆發衝突的中東戰事所帶來的恐懼同樣令人嘆為觀止。

須知曉情緒的力量

你們的生命力正被蹂躪著。

若要說身為人類物種的你們彼此有何共同點，那就是你們**因為情緒而受到踐踏**。其他人把你們的情緒當成樂器般操弄，他們從未讓你們知道情緒蘊含何種力量。

整個故事總是會回到情緒上。情緒就像門票，能帶你進入某些地方、接通那些地方，你們簡直充沛得不可思議，你們要是能明白自己的情緒讓你們多富有那就好了。

如果斗膽一點稱呼，那些較低階的振動存有是靠著範圍非常窄小的頻率生存——那是以恐懼、混亂、暴力為基礎的情緒。

"運用人類意志驅使心智的能力，是你們的終極資源。這種依意志掌控身體的能力，正是掌控這顆星球的人不希望你們發現的能力。"

你們愈多人擁有自身的主權、掌控著自己的頻率，那些不想要新頻率在此出現的人就愈會以相反的頻率來製造混亂、紛擾與對立。每當社會面臨巨大的躍升或變遷時，總會出現反其道而行的活動。

將頻率的選擇權帶回地球

看待一個議題時，永遠要著眼於更大的全局，才能秉持中立，因為**全局只可能愈來愈大**。地球正要正式面對某些存有，我們僅是指出這點；我們來此不是為了煽動恐懼，恐懼是另一群存有想激起的情緒。我們希望你們了解，**你們可以改變任何想改變的事**。未來這將變成一場數字遊戲，因為你們會合力將自己帶到賦力之地。

我們想請人類想像一道光柱，為之加持，並將之帶進你們體內，以光之家族成員的身分全力發揮功能。請發出命令，使操作光帶成為你們每日的意向，因為光的頻率能連接你們，使你們獲得保護與資訊。請感覺光從脊椎底部進入身體，往下流入地球，也請感覺光從**太陽神經叢**（位於橫膈膜下方、肚臍以上）溢出，有如一座噴泉，並在你們四周形成一道光的金色盾牌。當你運用太陽神經叢區域來判定發生什麼事的時候，會學到如何**透過感受區辨**。

地球的擁有者並不希望人類知道，你們的感受與情緒就有如小麥等作物，是可以收穫的。如果你們掌管自己的收成，那麼其他人就無法不徵得你們的准許而利用你們、使用你們。當你們以某種頻率與主權運作，想掌控你們的存有就失去了對你們的興趣：他們需要的是恐懼、混亂的頻率，因為他們從中獲得滋養。由於這些實體的煽動，恐懼與混亂在地球上橫行無阻，他們透過分化並攻占各地來創造那種頻率。當你們以和平與愛運作並攜帶資訊時，就會徹底改變這個地方的結構：將頻率的選擇權帶回這顆星球。

昴宿星人留給地球人的靈性成長指南

- 當你改變、傳送、維持自身頻率時，會產生不同的振動，進而也能改變身邊的每一個人——他們感覺得到這種頻率改變的可得性。
- 你的意識必須改變——你對物質世界的參與過深，缺乏對身邊非實體世界的理解，因此未來在你的生活中，將出現事物孰先孰後的重新排列。
- 你會發現愈來愈多掌控與分化被揭露，你可能誤以為一切將分崩離析，事實上，這些分化背後更深層的目的，是使人們團結。
- 不要被電視、報刊、廣播、電影、網路控制你的潛意識、頻率，請真正生活在這個世界上，請聆聽內在的聲音，如此你才能變得澄明。
- 你必須明白：生活被意外或暴力衝擊的人，是自己選擇了那條路。

- 你必須留意自己是否因情緒而受到踐踏，有些存有操弄著你的情緒，從未讓你知道情緒蘊含何種力量；你必須明白，你的情緒讓你多富有！
- 你的感受與情緒就有如小麥等作物，是可以收穫的。如果你們掌管自己的收成，其他存有就無法不徵得你們的准許而利用你們、使用你們——請明白這一點。
- 看待一個議題時，永遠要著眼於更大的全局，如此你才能秉持中立——因為全局只可能愈來愈大。
- 你可以改變任何想改變的事。
- 請每日都發出意向，將光柱帶進你的體內P161。
- 當你以愛和光的頻率與主權運作，那些從恐懼、混亂的頻率中獲得滋養的存有就會對你失去興趣，但他們會企圖製造恐懼、混亂的活動，企圖奪回主權，這就是世界看似變得動亂的原因——而你的任務就是：將頻率的選擇權帶回地球。

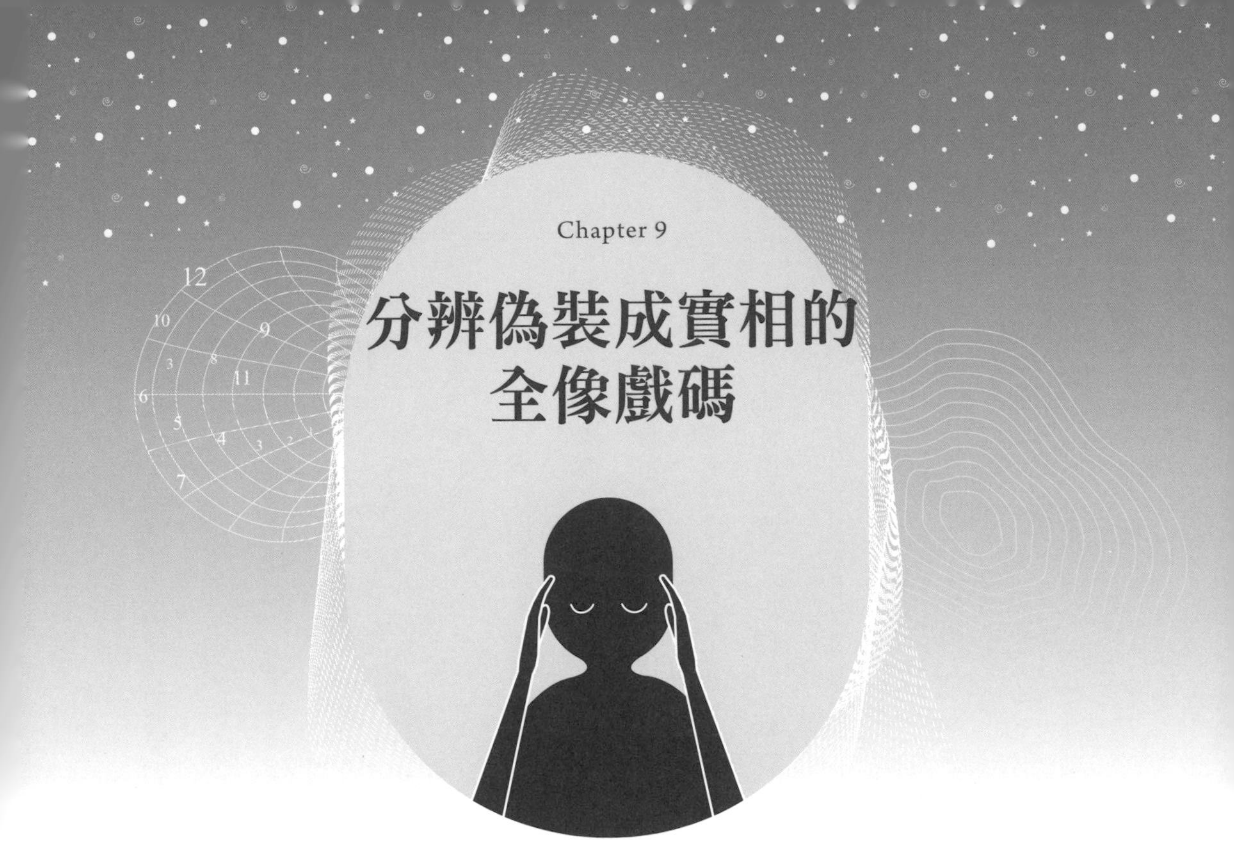

Chapter 9

分辨偽裝成實相的全像戲碼

其他進化程度高的存有聰明地運用了看似「真實」的實相，讓你們辨不出真假，全像場面透過入口投射到地球上，你們可以走進其中實地參與、可以成為全像場面的一分子，並信誓旦旦地說這一切都是真的——殊不知，它們其實是精心設計來影響人類心智的事件。

由於置身於頻率受掌控的社會，人類創造科技的能力也被圈限了；頻率受掌控相對較為寬鬆的社會，其能穿越太空的範圍比較廣，或者旅行能力較強、與不同系統之間的交流比較頻繁，因此科技進展也十分驚人、令人振奮。

許多來自地球之外的禮物與影響都被消音了；當然，還是有些資訊以各種不同方式傳給地球，最後形成的科技帶來了生活方式的大變動。

許多事件其實是3D實境全像戲碼

電影的推出，是生活方式在二十世紀的重大轉變之一，電影業將一整個**影響思維的新方式**帶來這顆星球。就如同地球有電影業，太空中也有全像產業，他們製作出全像插入場面——栩栩如生的戲劇場面——透過各地入口塞進你們的實相。由於這些太空存有已經在地球潛伏幾十萬年，人類的頻率早已被掌控，所以要哄騙人類簡直易如反掌。

全像場面的使用，在地球是操縱並掌控意識的手段，以用來扭曲故事所傳達的資訊——使其含有的知識變得有限。就我們看來，運用全像場面的存有未必追求著光或資訊的傳遞，或者帶來人類的提升。他們別有用心，雖然他們**裝作是為了光**。

全像經驗，尤其是從空中觀看的全像經驗，是用來**同時影響一大群人**的。雖然不可一概而論，但是許多幽浮的目擊事件是全像場面。在這當中，也有個人的全像場面，被設計成不同樣貌，同時投射在不同文化中——那便是為什麼儘管沒有實際接觸，但是地球不同角落的宗教故事會如此相近的主要原因。

全像場面看起來就像3D實境，它們是創造出來的事件，被做成彷彿有連續動作般直接塞進你們的實相裡，目的是影響觀者的心智，而且很難辨別眞假。

未來，你們將有這類大量的體驗——在中東與地球其他地區——許多外星活動會傾巢而出，並且愈演愈烈。有些大事件非常合理，有些則是被設計出來的全像場面，用意是使人類意識朝單一的世界秩序移動，以便掌控。

全像場面有能量場可以探測，不同的探測杖在其中的振動也不同，因為其能量場十分多樣，並且以不可思議的頻率進行振動。你們可以走進其中實地參與，人們可以成為全像場面的一分子，並信誓旦旦地說這一切都是真的，但它們其實是精心設計來影響人類心智的事件。全像場面是**用於掌控而非提供資訊**，它們不過是現存科技的一面。

實相可以像電影般被建構、插入，電影、電視等都是你們創造的實相版本，其他進化程度高的存有則聰明地運用了看似「真實」的實相，讓你們辨不出真假。它們有如光束，全像場面透過入口投射到地球上，就像投射到夜空的聚光燈，那段過程需要大量的能量，因為牽涉到不同次元的融合。這種科技並不存在於三次元，而是存在於其他次元，所以需要次元融合。各次元之間有何不同？為什麼某個次元對其他次元具有重要性？因為每個次元都有不同的振動頻率或分子運動方式。這些全像場面需要次元已經融合的地方，因為它們必須透過其他次元的投射，才能進入這個次元。

用感受詮釋經驗，才有機會辨認出全像場面

人類一再被蒙蔽、哄騙，是因為其未進化的螺旋無法接通資訊。光之家族已經來到這裡改變這一切，你們來到此傳送新頻率，體內也保有這個頻率，因此能讓其他人開始以同樣的頻率進行振動。那個頻率會造成建立在雙股DNA上的結構破裂，那是沒辦法的事；演化的時刻來臨了，地球正準備經歷必要過程來達成演化。

人類必須學習如何**閱讀能量**，他們必須學習使用眼、耳、鼻、舌等之外的感官來感知實相。**眼耳鼻舌與觸感是實相的欺瞞者**，它們鎖定了實相。你以為自己是以這些感官在感知實相，但事實上，它們圈限了你對實相的感知。你們從小就接受訓練，要以眼耳鼻舌與觸感來詮釋經驗；如今，你們將仰賴其他形式的感官來判定經驗，其中一種被低估的形式是**感受**。感受——你們有知、有直覺、有靈力的自我——已經被地球上的頻率掌控堵住了，沒有人找得到那個自我在哪裡。如果你們能找到**自己的知、有自己的一套運用直覺的方法**，就不會再受掌控。

那麼，你們要如何知道什麼被掌控、什麼沒被掌控呢？你們在此地的經驗，有一部分就是要學習

這點——稍微探探熱水，了解一下何時該跳出來（雙關語，指我們會從一些麻煩和困境學習到如何分辨實相和全像場面）。在你們存有的最深處，可以找到一種運作的健全性，這種健全性**尊崇生命**，最尊崇的便是你們所主掌的生命，即你們的自我。你擁有自己的主權，你獲賜這份禮物，讓你尊崇你的光、你的身體、你的經驗，以求能力的最高發展。

當你們開始照顧自己的健全性、培養並發掘它的奇蹟與潛能時，會發現多少必須四處推著走、看似累贅的身體，其實珍貴無比。它能帶給你們難以言傳的寶藏；有了肉身，你們個個都是百萬富翁。你們必須學習運用感受中樞，學習啟動、運用內在的資訊；你們必須學習信任它。

身為光之家族的成員，你們發出意向要融合不同次元，你們的任務是將其他次元拉進這個實相，讓神經系統處理不同的分子波動，並使其運作得當。你們正在學習透過感受中樞進行感知，並教導他人如何像你一樣運作——你們是指路人。你們會以感受來辨認全像場面，它們會感覺起來不對勁——其中有可疑或古怪之處。當全像場面放進你們的實相時，其中就有不對勁的地方。

> **身爲光之家族的成員，如果你們暴露在全像場面中，你們的編碼與細絲會感覺不適，因爲它們是用來掌控你們、而非帶領你們提升的。**

全像場面是用來駕馭你們的情緒，好讓其他人能從中獲得滋養，並且把你帶到某種可操作的新層次。未來這些科技使用得更加頻繁，那便是為什麼我們會說人類正要歷經徹底的覺醒、體悟到真正的現實為何的原因；**現實的邊界是很深遠的**。

插入全像場面的入口

我們曾談過，中東的入口是某些能量進入地球尋找文明的一個次元門廊或門道。要記得，當你們離開一顆行星前往太空時，一旦越過某些意識帶，就一定要在確切的時間段或時間長廊尋求返回這顆星球的適當入口。系統就是這樣被鎖定並保持完整的，以免其遭到侵奪與占領。南美大陸、北美大陸、亞洲、中國和全球各處都有這類入口，而我們討論到的大入口位在**中東**，它是巨大的入口。

許多全像場面或戲劇是透過那個入口插入的，以干擾人們的心智與信仰。既然這個入口正陷入危機，它便成為插入全像場面的主要候選地，也是以信仰體系改變這個混亂世界、讓每個人朝不同方向移動的主要場地。當這類事件開始在地球上發生，請留意你們的感受中樞。

中東是許多次元會合的入口，來自其他次元的實體可以從這裡進入地球——它是熱點。在最近的時期，即過去四、五萬年中，地球出現了許多文明，許多宗教劇碼開始在中東展開。由於這股渦流，全像場面在那個區域更容易製造，就像在加州拍攝電影般易如反掌。

一群神明侵奪另一群神明

可能會從這個入口插入的全像場面，是外星人從太空來到地球的場面、基督再度降世的場面、某位神明或救世主返回的場面，或者是讓人人開始追隨某種思維方式的道理。如我們所見，這不是光的時代。基督受釘刑的場面，是過去放入地球以改變歷史進程的一個全像場面。呈現給你們看並代代相傳的這個戲劇場面，並不是那個基督化人物真正演出的現實，而是這個實體生命的一個**版本**，被塑造並設計成全像娛樂電影，當成現實般插入並呈現。

基督以一個**存有委員會的形式**來地球一段時間，你們所知的故事是戲劇化的行銷版本——從過去到現在，這個實體的身分都受到很嚴密的掌控。

你們被教導的基督戲劇，有一部分就是全像場面。你們日後發現的基督化人物的真相，也很有可能是另一個全像場面，所以要小心。大多數人會說我們是在褻瀆神聖、只有魔鬼才會口出此言、我們怎能質疑《聖經》？我們怎能質疑這一切？因為這一切都是父權組織自我推崇的作為，事實便是如此，它們都是用來讓地球上的能量重回某些存有掌控的手段。

事實上，基督化人物是以系統破壞者、光之家族成員的身分，**奉命透過中東的入口帶來光**。這使得許多存有也循此門路進入地球，他們種下的實相讓人類意識準備進入某個周期，視事件進展如何，這個周期即將在二十年內結束。

基督化人物不是以單一實體的姿態前來，而是**一群實體**，他們在人類的黑暗時期前來影響人類，當時人類已準備好理解他們的奧妙。這不是用以假亂真的方式推銷給你們的說詞，基督化存有帶來地球的那類能量，的確廣獲人類接納。

基督實體身上發生了諸多戲劇性事件，原始藍圖是這樣的：計畫中，基督委員會要進入此地散播光或資訊，展現給人類看、讓人類了解人體有哪些能耐。然後，有些存有說：「我們要拿它怎麼辦？它從我們的入口進來，我們得掌控好這個入口，我們要如何使用這股能量呢？這是自由意志的宇宙，我們可以為所欲為。」

於是，那些存有創造出了基督存有受釘刑的全像場面，他們利用了別人（指基督委員會）的本意，從中製造出恐懼與情緒，並以截然不同的方式影響意識。

這意味著在自由意志宇宙，尤其是在入口區域，一群神明侵奪另一群神明的故事、將自己的版本插進來，是可能發生的。

當時受影響的人或許不多，不過隨著歲月推移，人們終究領受到了全像場面的衝擊。

你能掌控實相

我們知道對你們許多人而言，這麼說令人沮喪。不過，我們分享這些資訊，是為了促使你們行動、感受、憶起——但**不要太深入思考**，這不是邏輯思考的過程，而是感受的過程。你們的身體發生了什麼事？請詢問你自己：「我的身分何在？這可能嗎？在這具肉身中的我是誰？」然後，你們會開始向自己透露更多關於你們身分的事，並在日後領悟許多事。

你們明白自己為何要來此破壞系統了嗎？你們了解頻率管控有多複雜了嗎？你們了解現實有多細多薄了嗎？你們明白人類物種也能掌控實相嗎？只要人類彼此和諧相處，表現出不虞匱乏的樣子，相信自己並透過心智去創造，那麼人類就能掌控實相。

我們不久前說過，光在地球上遭到低估。確實如此，如果掌控地球者知道有多少人正在成為其自身思維與生活的主宰，又有多少人正在散布這種主權觀念，並以身作則地教導他人，那他們會迅速做出反應——光被低估，其實這是好事，因為光將解放你們所有人（而有些存有並不樂見）。

你們身負振奮人心的任務，也**擁有完成任務所需要的一切協助**——有多不勝數的實體與母艦來到地球擔任中介，甚至成為能量的實際變換者。來到地球的光束，是來自萬古以來便與地球合作的古老星系，其中有許多星系僅被你們的天文學家編號，其他則被你們耳熟能詳——天狼星、大角星、獵戶星、昴宿星等。許多圍繞著地球的母艦都捕捉到光束；光束經過全然不同的系統篩濾，然後再射向地球。你們許多人體內都有植入物來回應這類溝通，並繞過心理電子戰及干擾，這類干擾堵塞了頻率，使你們無法接收資訊。這些植入物不是負面的，你們不是被綁架、刺探、在違背意願的情況下接受這些植入物——**它們是以太植入物，是你們自己召喚來接收外星能量的工具**，它們如今已經啟動，你們許多人發現自己的感受不一樣了。在一天中的不同時候，尤其是**入睡前**，你們會聽到各種音調，或者感覺體內有某種電子振動。

> **當這份資訊射向你們時，你們的身體必須有能力接收它；要接收資訊，身體就必須處在某種狀態。資訊就如電流，如果身體處理不來這股電流，就會進入不適狀態。**

地球人已經依計畫走到這個時刻：沒有任何一個轉世在地球上的人能說自己弄錯了、不知道這裡會發生什麼事；沒有任何一個出生在地球的人體內沒有這類啟動機制，無法接通或動用不了能力來貯藏這類頻率。

我們鼓勵你們許多人**跳出邏輯心智**，因為邏輯心智會與這些資訊及電子能量產生衝突。未來，你們獲得的領悟及來到體內的頻率振動，會使你們有如終於能轉動自己的收音機，你們會與傳送資訊給你們的母艦產生直接的**心靈感應連結**。有一段時期，你們會不再想參加傳訊，因為你們已經與資訊發展出自身的連結，那些來到你體內的豐富資訊將會令你放下心中的一塊大石；它們會時時更新，讓你了解發生了哪些事。

當你們的信心增強時，就能在自己面前顯化光之實體，它會以肉身出現並教導你們。傳訊或透過另一個存有帶來資訊的過程，會在你們都能以實體顯化自身存有的時候完全廢止。在此同時，我們會在這裡教導你們，提醒你們憶起自身身分，讓你們得知可以吸引什麼。

我們不為別的，就是為了來協助身為光之家族成員的你們成功解放人類。請聚焦於自我的舞步，你們要隨哪個旋律起舞？要施展哪種魔法？你們願意將意識推到多高，使其獲得可能性的新定義？

昴宿星人留給地球人的靈性成長指南

- 世界各地宗教故事之所以會有很相近的部分，是因為那是其他存有別有用心插入地球的全像場面，目的是用來駕馭人類的情緒、影響人類的心智以利於掌控——你將學習如何分辨。
- 你必須學習如何閱讀能量——你必須學習使用眼、耳、鼻、舌和觸感等之外的感官來感知實相；眼、耳、鼻、舌和觸感是實相的欺瞞者。

- 在你的最深處有一種運作的健全性，照顧好自己的健全性、培養並發掘它的奇蹟與潛能，便能夠進一步發現，你的肉身珍貴無比，因為它能帶給你難以言傳的寶藏，也就是：感受。
- 你必須學習運用感受中樞，學習啟動、運用內在的資訊；你必須學習信任它。
- 你將會以感受來辨認出看似實相的全像場面——這些全像場面的出現是為了控制，而非傳達資訊，所以你會感覺到不對勁。
- 請詢問你自己：「我的身分何在？這可能嗎？在這具肉身中的我是誰？」
- 你是能掌控實相的——只要人類彼此和諧相處，表現得像是我們一點也不虞匱乏的樣子，相信心智並透過心智創造。
- 跳出邏輯心智，如此你的身體才能接受射向你的資訊和頻率振動，並獲得收穫，進而與傳送資訊給你的源頭產生直接的心靈感應連結。
- 請聚焦於自我的舞步，你要隨哪個旋律起舞？要施展哪種魔法？你願意將意識推到多高，使其獲得可能性的新定義？

Chapter 10

黎明行者 帶來光的新範式

黎明行者是傳送太陽光束的存有，帶來光與知識。身為黎明行者的你們，又稱為光之家族，你們同意歷經變異過程，藉由意向與意識的協定，使自己演化為較高的存有。

你們先在自身體內錨定頻率並活出那個頻率，進而讓覺知與智能的宇宙演化躍升。

黎明行者是什麼人？又扮演著什麼角色？

黎明行者是傳送太陽光束的存有，帶來光與知識。他們有一個古代組織、一個古代社會，還有一個古代的靈性連結，使他們能在某個星系中進行某種工作。你們就是黎明行者的成員；若非如此，你們就不會被吸引到這本書周圍了。這個精英組織的成員**在不同時期來到地球工作**；在設定好周期、萬事皆備的時候，他們就會到來，那些事件正好能讓來自高層宇宙及地球的能量在其存有中融合。

以意志讓光帶來黎明

來自宇宙的能量始終源源不絕地來到地球，來自地球的能量也始終會升高到宇宙。人類創造出地球與上天的神聖橋樑，有人稱之為**彩虹橋**。黎明行者讓這些能量得以融合，使黎明或光在其體內覺醒，接著他們會將那種黎明帶入各文明中，這便是你們的身分，這便是你們在做的事。身負同樣任務的人不少，你們都是黎明行者。

身為黎明行者，某種姿態能促使你們付出，這種姿態就是**允許**（allowing）、**超越自我耽溺**及**對經驗的質疑**。對黎明行者而言，無論以何種方式建構，無論有何長短處，無論角色大小，每個環節都是整體的一部分。長處、弱點或影響未必要拿來比較；**它們僅是意識在自身的實相之舞中選擇聚焦的立場**。

我們教你們認識自己，協助你們解鎖內在自我，而非外在事物。

身為黎明行者，你們**正處於黎明前最黑暗的那個時刻**，你們懷疑是否真會有一絲光出現。然後，幾乎就在此時，光就要開始憑空出現了。它從哪裡來？它會如何改變你們的思維？存有如何從前一刻的黑暗，在下一刻倏然變成光明？身為黎明行者，你們以**意志**讓光帶來黎明。你們訓練有素；這是你們的專長。

身為黎明行者的你們，又稱為光之家族，你們同意歷經變異過程，藉由意向與意識的協定，使自己演化為較高的存有。

你們將光帶回這顆星球，促成人類的新演化，藉由先在自身體內錨定頻率並活出那個頻率，讓覺知與智能的宇宙演化躍升成爲可能。

光之家族來自一個操作中心——這個宇宙做為「傳播站」的一個地方。你們的銀河系中有數顆中央太陽，這個宇宙裡則有一顆中央太陽，馬雅人將這顆中央太陽稱為昴宿六（Alcyone），其他文明則另有稱呼。這顆太陽有光，而光含有資訊；簡化來說，光之家族的成員來自**這個宇宙的中央資訊貯藏庫**。

你們從這顆中央太陽輪轉或盤旋開來，帶著其資訊遍遊這個宇宙的不同系統；你們規劃、計畫並周遊各地，你們在這方面是獨一無二的，你們也知道這點。當你們看著大眾時，心裡明白自己十分不同。你們喜歡煽動群眾，炸開體系；如果看見「不准穿越」的標語，那是給其他人看的，不是給你們看的。你們會進入任何封閉的地點來打開它，你們操作的方式是把自己化成多次元的身分，進入不同體系來改變它們。

你們有時會化為肉身進入這些體系幾十萬年，以準備好接受召喚、破壞系統。你們有資歷支撐著你們，如你們多次化為肉身來到地球，如果收到召喚要將地球炸開、改變範式，你們可以說：「我已經來這裡兩百四十七次了，化身林林總總，有一次還從肉身揚升。我做到了這點、這點還有這點，若讓我投入這個破壞體系的戲局計畫，我相信我能使記憶復甦、整合完善、違抗法則並完成任務。」

有時事情沒有發生，計畫便基於某個理由必須中止，那對你們而言是非常挫敗的經驗。然而，當一切照計畫進行，你們成功破壞了體系並創建出新的光之範式，這對你們來說有如一場宇宙高潮。

光之家族成員是**以團隊來運作**。你們不會孤身進入系統，你們需要彼此合作，因為自己一人無法保持那種頻率；以團隊方式進入體系，就能增加計畫成功的機會。你們就像中央太陽的光線與光之螺旋般異常聰慧，受中央太陽內的大智慧引導。

你來自某個「意識王國」

光是意識的王國，並且存在著一個目標。

我們今日告訴你們的故事，是你們能理解的故事；每次你們多理解一點，我們就會再多說一點。

> **我們不希望你們認爲光比任何其他事物高貴，你們靈魂的本質將你們連上這道光，驅使你們發揮所長，但這並不表示你們的志業比任何其他志業要來得好。**

其他人只是有不同的來歷，帶著不同的意圖出發，他們使得這場戲局成為可能，你們將會逐漸了解一這點。

我們要提醒你們，最初造物主是萬物的造物者，它賦予萬物自我；正如你們尋求自我覺知，最初造物主也在學習成為覺知大師。最初造物主學習覺知到萬物中的自我，也賦予它所寓居的萬物覺知，使萬物明白它就在萬物之中，且它也意識到自己的存在。

這種覺知就像一面鏡子，在最初造物主與所有造物之間來回，即使小如在地上爬的蟲蟻，也不例外。**最初造物主存在於光中，也存在於所謂的惡**（evil）**當中**，你們得要知道——「惡」也有其神聖目標。

意識的必要性

有許多意識王國存在著。「意識王國」（kingdoms of consciousness）這個漂亮詞彙，是用來表達我們希望你們理解的概念。意識王國中有類似能量的東西，而意識王國的種類繁多，不勝枚舉——光之家族便是來自某個意識王國。

當你們的意識學會創造、操縱、管理實相的法則時，就不難顯化為任何你們選擇的形體。對已經打開了自身的「薩滿（薩滿是在人類世界與神靈世界之間扮演橋樑或信使角色的一群人，薩滿基本上有泛靈的世界觀）與原民文化記憶」的人而言，你們很清楚原民文化的教導有一部分是在於如何進入各種實相及改變外形，某些文化的薩滿因此而備受崇敬。他們帶有基因編碼，在整個地球人口中是鳳毛麟角；他們保有魔法與玄義，並保持這段過程持續活躍；他們能化為不同動物的外形，以及其他各種形狀與外貌來進行活動。那確實是深奧的科學。

這種科學存在於地球上，當然也存在於地球之外。此刻的地球，是「發生事件」的現場、一個熱點，它的編碼使它展開自身的革命——不僅是美國改變生活方式的革命，更是即將改變地球周圍所有空間的次元轉變。

外星人顯化為人類實體，以觀察地球的演化

許多外星人對各種生命形式感到好奇，也知道如何重新編排其分子結構，並化身人類外貌來到地

球。在騷動不斷的變遷時期，不同次元有可能融合與碰撞——依你們為地球所做的設計——不同能量會從四面八方融匯，來此參與盛會。

這場盛會發生在諸多層次，不僅是三次元，其連鎖反應會穿越所有存在次元、所有意識維度。有些存有以人類外貌將自己發送到地球來，或是化為肉身，藉著取得進入這個實相的門票來參與盛會。如果你們感覺有些人並非本地人（指地球人），也不是系統破壞者，他們可能是來此觀察、參與並進行理解的，如此才能將資訊帶回其不斷演化的體系。

有些智慧生物能顯化為人類，並完美扮演這個角色；有時他們的記憶完好無缺，有時則拉上了防護罩（指遺忘）。由於頻率管控，要這些存有帶著完整的意識記憶來到此地、明白自己在其他地方是什麼身分，並不是件容易的事。

在未來，你們的覺知將愈來愈深，你們將會明白自己是**化為人類的光之家族成員**——人類物種的演化計畫、人類DNA的重新編排計畫中，有一部分就是要讓每個人打開記憶庫，開始記憶起自己的身分。

記起你真實的身分和責任

在不同的實相次元，經驗與法則當然也不同。在你們被長久鎖定為人類物種的三次元，你們的體驗有其界限：三次元的設計是為了要**一次聚焦於一個現存實相**，這是依頻率、神經脈動及頻率調整體內神經脈動的速率所做的設計。

你們在磁性與生物基因上都經過調整與設計：光之家族成員的能力**遠遠超過人類**，從特徵上來看，你們在多次元領域是出類拔萃的成就者。你們得要經過申請，才能在多次元領域成為光之家族的成員。

“身爲光之家族的成員，你們化爲肉身來到地球是爲了準備做正事。這正事是什麼？很簡單：將頻率帶進光頻率有限的系統，因爲光即是資訊。”

它不是電腦數據般冷冰冰的資訊，而是透過意識的電磁釋放經生物傳送的資訊，在這方面你們是專家。如果完全想起自己的身分後，你們想為自己印名片，那麼可以印上這些字：「光之家族的反叛成員、系統破壞者，可在自由意志宇宙內改變意識系統，隨時候教。」

這就是你們來此的目標！這就是你們的工作，這是你們共同身分的一面，此時來地球的你們有數百萬人，你們來這裡主要是為了**記起自己是誰**，在系統內進行多次元運作，同時教人類（這個地方的原生物種，長久以來都受到頻率管控）認識新系統。**你們以人類樣貌行事**——一旦你們開始了解這點，就能將自己從人類劇場與人類受頻率管控的困境中解脫。

三十萬年前，在侵奪地球的造物之神施行頻率管控之前，原生物種還比較聰慧。他們有非常進化的資訊接收系統，能從地球直接接收來自太空的資訊，而接收到資訊後，他們傳播的方式也很多樣。如今的地球，是以科技——自身之外的傳播媒介——為基礎來傳播知識，這是以聰明的誆騙手法來收買你們的另一種控制手段；而**在很久以前，地球上的人是運用內在機制來聯繫彼此，不是透過外在的科技溝通**。

大多數人無法理解，人類的歷史其實不只幾千年；你們將獲知、憶起並教導世人了解，人類的歷史其實綿延了數百萬年。首先，你們要先發掘並整合過去三十萬年來的地球史，才能拓展人類困境的圖像。要記得，歷史全在你們體內，不是在體外。在你們目前的科技中，光編碼細絲是製造成體外的象徵形式，代表透過光纖傳送智能——人類物種在體外創造了他們必須知道其實位在體內的事物，領悟到這點，便是掌握光的一部分。

當你們自我的大圖書館被攪得一團混亂時，只有一點數據得以留下來，這使得人類物種變得可掌控、可操弄、可管理，還能自行發揮功能、執行任務，並以這種生命形式與意識形式接受刺激，進而產生某種頻率：**恐懼**。這種恐懼在過去三十萬年來暢行於地球，它是一種掌控物質，有你所想像得到的各種不同版本。

當人類產生電磁共鳴、傳播恐懼頻率時，也會產生一種意識的發送。那個恐懼會去哪裡？你們的思維往何處去？你們的情緒何去何從？我們已經說過，意識聚集起來就是食物。

身為系統破壞者，你們來此就是要根除這個食物來源，或者**將來自恐懼與混亂的食物來源予以轉化**。以那種食物來源獲得滋養的存有未來如果不改變飲食，就非離開這顆星球不可。你們來此是要帶來資訊、光，**使人了解改變的潛力**，倡導與光合作並共鳴的食物來源——這便是你們的任務、你們要完成的責任。

用思維奪回並解放地球

我們了解你們有些人對於如何完成任務、如何將這種健全完善的狀態落實在自身生活中，感到一頭霧水。我們要請你們從此刻展開的主要事項之一是：不要根據過往來發展任何未來的經驗。

你們所有人都喜歡將過往當成面對未來事件的藉口，你們在這方面的聲名遠播，但你們必須**表現得彷彿自己才剛來到此地**，像嬰兒一樣清清白白的，隨時準備踏入日常生活的環境中。當你們早晨醒來進入每一天時，都要清楚表明你們那一天意圖體驗什麼。如果你們沒有這麼做，或者沒有培養出這麼做的習慣，那最好馬上開始！這裡的實相便是如此設計的。

如前所述，人類物種所不知道的大祕密是——**思維創造經驗、思維創造實相**。所有實相都是由思維創造的，這一切都是主觀體驗，但在電磁上，你們受掌控的方式使你們僅能在某種實相光譜內創造經驗。

身為光之家族成員的你們不遠千里而來，對帶來新頻率的可能性胸有成竹，你們來此是要守住從太空射向你們的新頻率，促使新模式在體內活動起來。

當你們知道這是你們的目標時，就會開始有意識地進行設計、釐清自己想要什麼，不論目標是在哪個領域，都去獲得體驗——你們非這麼做不可。

你們每個人都以自己的方式來喜歡戲劇，如果沒有「事」發生，你們就會覺得無聊，而這也是你們發起這項計畫——這場侵奪（光之家族過去是實相制定者，如今是侵奪者，將世界從以前的侵奪者中再次侵奪回來）——的原因。

事實上，這個實相或世界是由光之家族的實體在很久以前制定的，遠在這個實相被侵奪之前——身為光之家族成員的你們就是原始計畫者。這裡有豐富的意識資源可以自由依附並運用，當你們稱為「黑暗」的其他家族實體占據了這顆星球，他們就成功地阻擋了光。目前光在這裡的規模，就是你們的範式所能達到的最大成就，但還有其他團隊與意識王國存在。就目前來說，我們僅能運用光與暗，黑暗團隊成功地將光隔絕了很長一段時間。然而，時候已經到了！

你們是光的反叛者，你們決意返回地球，上演另一場意識的侵奪——此時來到這裡的你們有數百萬人——因為你們知道，運用最初造物主的能量時，人人都很可能達到意識的充沛狀態。當你們開始將光拉進身體、傳遍這顆星球時，許多喜歡戲劇的人可能會受到影響——他們或許會被光穿透、產生反應，因為你們帶來的光愈多，它就散播得愈快。光確實會隨著你們記起自己是與原始計畫者密切合作的原生物種時，在地球上成長，它來此是要將你們的世界從侵奪者手中解放。

昴宿星人留給地球人的靈性成長指南

- 無論你的角色為何、有何長處或缺點，那都只是意識在你自身的實相之舞中選擇聚焦的立場。
- 你正處於黎明前最黑暗的那個時刻，以至於你會懷疑是否真會有一絲光出現。
- 請不要以為光比其他任何事物高貴。
- 你要知道，「惡」也有其神聖目標。
- 當你的意識學會創造、操縱、管理實相的法則，就不難顯化為任何你們選擇的形體。

• 請勿根據過往來發展任何未來的經驗，請表現得像剛出生到這世上的嬰兒——在早晨醒來進入每一天時，都要清楚表明你們那一天意圖體驗什麼。

• 歷史全在你體內，而非體外。光編碼細絲是製造成體外的象徵形式，代表透過光纖傳送智能，人類物種在體外創造了他們必須知道其實位於體內的事物——領悟到這點，便是掌握光的一部分。

• 記住：思維創造經驗、思維創造實相。

Chapter 11

認識
思維顯化的規則

人生有如餐廳。你們要學習如何向人生點餐，然後相信一旦點了，那道菜會以你想要的方式料理好，端到你面前，所以你不會掛心。菜端上來後，你會說「謝謝」；如果似乎少了些什麼，你會請侍者拿來你要的東西，然後繼續用餐。

為了在即將到來的時代存活，發展出**思維顯化**或**超意識的概念**至關緊要。

對此時的你們而言，超意識僅是一個詞彙，尚未在體內成為概念，因為你們還無法想像自己體內會充滿那麼多與你們水乳交融的資訊。不過，你們會隨著演化朝這個概念移動。

有些人很清楚這場意識運動有可能橫掃全球，他們希望它不要發生，但它已經發生了。我們回到你們的過去，來向你們確保這點。

發出意向，清楚召喚所想

思維在先，經驗永遠是次要的；事情永遠不可能倒過來——先有經驗，再從中建構思維。你們的**經驗永遠是思維的直接反映**。

思緒澄明與承認自身的力量是最關鍵的事，你們的思維形成了你們一直以來（all of the time）的世界，這裡可不是如自助餐廳全天開放的意思——而是**始終如此**。由於不計其數的頻率管控振動持續砲轟你們，試圖混淆視聽，所以你們搖擺不定。身為人類物種，你們必須發出意向保持頭腦清醒，歸於中心（與自己最原始的內在有了直接連結，處於一種安定放鬆的狀態，因此不會受到外在一切的影響），**永遠活在當下**。

“

請停止活在未來或活在過去，永遠要活在此刻。

”

告訴你自己：「我想要什麼？我想要使我個人的演化加速；我希望大靈（Spirit）協助我開發更強大的能力；我希望我的身體自行回春；我希望有煥發健康的光采；我很樂意放棄難關，這樣我才能成為人類活生生的榜樣。」這種思路——從你們的存有發出命令，清楚召喚你們想要什麼——能使你們身上的一切加速。

請留意自己的模式。如果你發現自己否認「經驗裡有一部分是自己造成的」、不願意承認自己是自作自受時，只要正視它，並告訴自己：「很有趣不是嗎？我一向如此；只要不喜歡，我就不想承認一切都是我自己造成的，我會責怪他人。讓我看看我還會這樣下去多久，讓我提出解方以培養不同的行為模式。」

不要輕易評判自己。請開始對自己說：「我會接受與我有牽連的一切責任，我會接受發生在我身上的一切責任。如果我不喜歡發生的事，我會開始詢問自己為何要創造出我不喜歡的事情來；也許是為了讓我自己注意到某件事，以便我去改變這種自己看不出來、但實在行不通的作法。」

請永遠表現得好像你們**所做的每件事都有一個無懈可擊的目標在**，表現得好像你們的**至善與最佳機會都需要你們去處理自己所捲入的每一個事件**；請永遠以那種方式行事。

如果你們走在街上，遇到有人說：「我的槍正抵著你的背，交出皮夾。」請表現得好像這是一個協助你們達到最高成長的機會。你們永遠也不知道，一旦開始以這種方式行事，你們最後會得到什麼結果。當你們表現得好像那回事，就不是帶著已知、帶著期望行事，這是一種態度。如果你們都能秉持這種態度，表現得好像**每件事都是刻意要來促進你們的成長與覺知**，那麼或許你們轉過身，會發現那個拿槍抵著你們背的人，正是自我的對應或一部分。你們或許能治癒某些事；你們或許能獲得機會，去做某個你們所害怕的事。

不要害怕自己的造物，要信任你們的造物，相信**其中必定有某種收穫**。不要將你的戲劇統統掃到地毯下，彷彿它們是老舊恐怖的髒東西，你不想再看到它們。請解決這些戲劇：**停止在其中一再循環並迷失**。然而也要了解，你和母親、兄弟、姊妹、愛人之間的戲劇，或許在二十年後會成為你達到全新領悟的機緣。因此，請讓這些生命劇場成為你們的一份檔案，盡力去完成它們、解決它們、創造和平、接納自己在其中的角色，然後讓它們透過意識回頭給你們一些教誨，成為自我可持續使用的經驗寶藏，而非你想擺脫的麻煩。

情緒與這些事有關，要記得，**情緒**能帶你們進入其他活動場域。

連無辜受害的實相都是由自身所創造

你們相信自己確實在某些領域創造了實相，但在其他領域卻無能為力嗎？你們想爭辯說，你無力掌控某些生活領域嗎？你是否放棄了自己的天生稟賦，就因為社會說你不能擁有？你們會發現，事件並不是憑空發生的。

尊重他人的劇碼與課題

有些人相信是自己一手創造了自己的實相，但卻不相信其他人的實相是他們自己創造的——尤其是厄運連連的小嬰兒或被虐待的孩童。

很多人很難接受這個概念，那就是——**看似無辜的孩童或飢民也是其自身實相的創造者**。每當你們相信「受害者情節」，就會將人無能為力的念頭傳送給他人，也給自己帶來了這種可能性。你們必須學習尊重他人的劇碼與課題，要明白，報紙不會告訴你們捲入某個特定腳本的人有哪些改變的潛力，因為報紙不是以那種方式在報導新聞，你們不了解**各事件底下的共時性**：

> **媒體僅揭露所謂事實的外表，卻忽略了伴隨著人類劇場與課題而來的情緒，如何形成了豐富的意義河床。**

在某人看似是受害者的劇碼中，捲入的人通常與自己真正的感受脫節，無法將自己的感受與想法連起來：受害者吸引受害者；贏家吸引贏家。因此，在面對人們看似為無助受害者的報紙新聞或世界事件時，請向創造其實相的人致意，以表達對他們和自己的尊重。那可能不是你們必須學習的實相，也可能不是你們需要參與的事，但你們必須了解，其他人必須經歷不同密度的場域，才能將自己帶向光；**有的時候，至高無上的開悟就出現在最慘烈的災難、最水深火熱的困境中。**

淡然的向人生點餐

你們去餐廳點餐時，廚師會料理菜餚，侍者再端來給你們。然而，你們是點餐的人，不是料理的人。雖然廚師或靈性能量以某種方式為你們料理，但選擇要將菜端上來的人，仍是你們。若不是你們走進餐廳點了菜，它不會出現在你們面前，所以你們要為它負責、付出代價。人生亦如是；人生就如在餐廳點菜，你們要學習如何向人生點餐，然後相信一旦點了，餐點終究會端到你們面前來。你們走進餐廳時不會事事操心，也不會懷疑自己是否有資格點餐。好吧，有時你確實會，有時你會說：「呃，我吃不起這道菜，它要價四百五十元，我只能點二百元以下的餐點（已換算成台幣的價錢）。」

你們在餐廳的舉動完美顯示了你們對人生的舉動，這是不可思議但必須了解的教誨。當你們走進餐廳時，是會直接點菜說「我要這個」、然後相信菜會端來給你，還是擔心餐廳會把事情搞砸呢？點好菜後，你會跟著侍者走進廚房說：「噢，他們的生菜可能不對，他們可能不會把洋蔥煎炒得剛剛好，也不會有我想要的那種蘑菇。」不會。你會相信那道菜會以你想要的方式料理好，端到你面前，所以你不會掛心。菜端上來之後，你會說「謝謝」。如果似乎少了些什麼，你會請侍者拿來你要的東西，然後繼續用餐。

請看看你們在餐廳點餐時的那種**天賜的淡然**，你對人生也是如此點餐。請釐清自己想要什麼，提出要求，然後就別再掛心了。不要時時召喚大靈來詢問他們是否收到了你的訂單，或者請它建議如何點餐；你已經點好了餐，請相信它終究會端上來。

你們是自身思維的結果。如果你們在地球上什麼也沒學到，那至少會學到，這就是這個實相的法則，也是許多其他實相的法則。**思維創造經驗**。何不給自己一份禮物，開始想像自我擁有著出色、輝煌、令人振奮的能力，將自我從必須獲得社會贊同的需求中解放出來呢？**請認可自我的正當性**。對有些人而言，做到這點很難，但如果沒有培養出認可自我的習慣，你們要如何給予自己正當性？

言語讓思維顯化的雙面力量

言語可以賦予力量，也可以剝奪力量。我們希望你們拿出勇氣活出自身的光，所以無論如何都想強調並說服你們相信——你們的思維構成了你們的世界。

請從用語中剷除「應該」、「試著」等詞彙，如果你們每次使用這類詞彙就要付錢，那你們會負債累累——無權、失能的龐大債務。「應該」暗示著你們是在別人的指揮下行事；我們想要提醒你們，**你們對自己握有主權**。

如果有人試著發行新聞通訊，或者試著改變他們的模式，他們剩下的人生都要一直試下去。

> **「試著做」和「直接去做」是兩回事。每當你們使用「試著」這個詞，就表示你們不會有任何成果，因爲嘗試是一種藉口。**

在自己的人生中，請使用這類描述：「我在創造」、「我在做」、「我在顯化」、「我在發出意向」、「我在產生影響」。請將「我試著」的用詞拋諸腦後，例如：「我有嘗試這麼做。我試過了，真的試過了。」**當你們變成「實做者」、有能力顯化自己在人生中想要什麼的時候，就是在為許多人樹立一面鏡子。**人類多半相信凡事皆有限額，只有一、兩個人才能成為實做者或顯化者。因此，當你們開始顯示自己能改變實相法則時，其他人有時不太喜歡這樣，因為他們認為你們擁有了他們想要的東西，除非你失去那樣東西，否則他們擁有不了它。

如果你們躲在別人身後，害怕擁有他人所沒有的東西，因為你們認為世上存在著限額，那你們就是還不明白，當你們允許神聖法則在體內運作並錨定於地球時，就變成了光的活榜樣。只要允許光背後的目標穿過身體，你們就能成為其他人行動的活榜樣——這是我們打算教給你們所有人的高度振動，我們希望你們了解，**限制並不存在**。

整個星球都沒有加諸任何限制，每個在地球上的人都能通力合作，同時秉持著其獨一無二的存有。無論你們獲得哪些靈性與物質性的天賦，不要以為你們比其他人幸運。相反的，只要去了解，你們便有能力使神聖法則在自己的肉身內運作，可以顯示給他人看該怎麼做，你們可以說：「聽著，這是行得通的。我做得到，你也可以。」

◎·你可以「自我生成」

我們費盡唇舌教導人們不要害怕顯化，但你們每個人都嚇得不敢動彈，因為你們是在這種道德觀下成長：「要付出努力，事物才有價值；沒有辛勤耕耘，就得不到成果。」

得來全不費工夫才是正路

讓你們所有人審視這種辛勤的概念及其出處是至關緊要的事。請審視你們的父母與他們的信仰體系，我們此刻在談的是新意識的誕生，代表著學習如何不費工夫的新人類物種。

如果某件事無法不費工夫地完成，那就放手吧。如果看起來要費很多工夫，那就是在告訴你此路不通，只有當事情行雲流水、得來全不費工夫時，那才是走對路。如果你們所有人都能開始以這種方式生活，就能徹底改變這個意識物種的生命觀，那不是不負責任或逃避責任——而是採用新方法將磚塊搬到另一個地方。

有一回，我們向一群人談到搬磚塊的事，我們問他們：「你們要如何移動磚塊？」他們異口同聲地說：「這個嘛，一塊一塊搬囉。」我們說：「沒有人想過要雇人來搬磚塊嗎？」

如果你們的任務是把磚塊從這裡搬到那裡，你們要怎麼做？你們的第一個答案可能是：「這個嘛，我就去搬磚塊，一塊一塊搬。」然而，你們其實可以走向某人說：「請幫我搬這些磚塊。」如此一來，你們仍然是在達成任務，仍然是在做必須做到的事。

你們認為如果沒有自己來，我們會訓你們一頓嗎？不會的，你們仍然把工作做完了。現在，你看出區別了嗎？

金錢似乎是人人皆有的問題，你們對於如何賺錢有非常明確的觀點，但你們愈是相信自己必須為錢辛勤工作，就愈是辛勞。許多人相信為錢辛勞很正常，如果沒有這份辛勞，那就是「髒錢」。我們想請你們憶起「**不費力氣**」這個詞，請將它融入你們的詞彙。請告訴自己：「我不費力氣地發出意向，事情會如此發生。」

要不費力氣，就要命令實相本身來到你們面前，讓能量能獲得充分的空間，可以用在其他實驗中。

你想要成為什麼？

要記得，**實相是思維的結果**。如果你們相信事情很難，那會創造出什麼呢？

許多人在累世的人生中尊崇、尊敬家人或社會人士，因為你們相信他們是奮發向上的公民，對你們而言代表著某種工作倫理與價值體系。你們從未質疑這種工作倫理，或者看看是否有其他出路。因此你們相信，要賺錢就要耗費大量能量，或者必須受雇於人，才能從他身上獲得金錢，諸如此類。這類觀念其實大錯特錯，我們再強調也不為過。

如果你們允許，大靈會以各種出乎意料的方式來報償你們。以前沒發生過這種事，唯一的原因就是你們根本不相信會發生這種事；**當你們相信事情可能發生時，實相就會改變**。

思維狀態是這場戲局的名稱，這點再強調也不為過：你們對實相的觀感、你們編排實相的方式，決定了你們要如何回應，或者它要如何呈現在你們面前。所以我們才說：「上吧！無法無天吧！去做令你興奮的事吧！把不可能化為可能吧！」你們做得到的。你們可以隨心所欲，想做什麼就做什麼；無論你們的世界處於什麼狀態，你們會使世界轉變。

務必要記得，當你們學習「你們是思維的產物」這個戲局規則（這是你們宇宙的法則）的時候，唯一要做的是：想想自己要成為什麼。然後，你們就會變成那個樣子。你們一旦摸索出來，就能設計自己的身體，設計自己的年紀，你們能修復自我的一切地方，因為你們將自我激勵、自我賦力、自我生成。

- 發出命令，清楚召喚你想要什麼，然後就別再掛心了。
- 請永遠活在當下、永遠活在此刻。
- 請留意自己的思維、行為模式，但不要輕易評判自己。
- 請永遠表現得好像你做的每件事都有一個無懈可擊的目標在，表現得好像你的至善與最佳機會都需要你去處理自己所捲入的每一個事件。
- 請表現得好像每件事都是刻意要來促進你的成長與覺知，你會發現你所害怕或不喜愛的，正是自我的對應或一部分——所以，不要害怕自己的造物，請信任它們，相信其中必定有某種收穫。
- 請讓生命劇場成為你的一份檔案，盡力去完成它們、解決它們、創造和平、接納自己在其中的角色，然後讓它們透過意識回頭給你們一些教誨，成為自我可持續使用的經驗寶藏。
- 小心，一旦你相信「受害者情節」，就會將人無能為力的念頭傳送給你口中的「無辜受害者」——如果你相信是你創造了自己的實相，那請相信其他人也一樣。
- 請釐清自己想要什麼，提出要求，然後就別再掛心了。

- 每個人都必須經歷不同密度的場域，才能將自己帶向光，因此，在面對「人們看似為無助受害者」的事件時，請向創造其實相的人表達對他們和自己的尊重。
- 請認可自我的正當性。
- 請從用語中剷除「應該」、「試著」等詞彙，改使用這類描述：「我在創造」、「我在做」、「我在顯化」、「我在發出意向」、「我在產生影響」。
- 限制並不存在，你不必害怕擁有他人所沒有的東西，也不要因為獲得哪些靈性與物質性的天賦而以為自己比其他人幸運——你能做到的，別人也行；你做到了，你只是成了別人的活榜樣。
- 如果某件事無法不費工夫地完成，那就放手吧！如果看起來要費很多工夫，那就是在告訴你此路不通；只有當事情行雲流水、得來全不費工夫時，才是走對路。
- 你對實相的觀感、你編排實相的方式，決定了你要如何回應，或者它要如何呈現在你面前。
- 實相是思維的結果，所以，想想自己要成為什麼，然後，你就會變成那個樣子。

Chapter 12

為散播光做好準備

這則光之家族的故事，述說著你們是誰，我們也喜歡稱呼這個故事為「白T的歸來」。你們身負某種任務，銜命而來，還要憶起並落實你們在這裡的工作。我們已經告訴你們，你們的各個世界與你們在其中的身分都將產生巨變……

你們每個人都到了要以**更大的格局**重新定義自身身分的時候了。

宇宙正發生著你們一無所悉、連政治領導人也多半不知情的事件，你們必須停止為神明下那類愚蠢的定義，以為他們是從天而降的存有，帶有特殊才能與能力，而且個個充滿靈性。身為一個物種，你們會在接下來的數年裡發現非常令人不安的概念。我們便是奉光之家族之命，來此協助你們做好準備的，以便你們獲得充分資訊，明白自身有哪些選項。

準備成為光（資訊）靈通的存有

我們已經對你們強調過**多次元性**（multidimensionality）的概念——你們可以同時身處許多不同地方並轉換意識，我們也和你們分享了未來會**從地球創造出多個世界**的概念。在某個時候，你們會懷疑我們與你們分享的一切：你們的體系將大受震撼，你們不會想相信自己竟如此一無所知，所以有一段時期，你們會否認我們所給予的資訊的正當性。

我們只能根據你們自身加速的程度來給予資訊，你們必須自我演化，以自身智慧要求資訊，因為有神聖法則管制著干預。許多人打破了那條法則而干預地球：即使在我們先人的領地也有人這麼做。我們反覆告訴你們，這是一個自由意志的宇宙、自由意志的地帶，所以理所當然，其底下的主旨是：一切皆無不可。因此，永遠都有人希望稱王稱霸、自命權威，關於有多少存有在這裡掌控著他人這件事，你們想得太簡單了。

光之家族有一個出名的傾向或偏好——他們創造的社會會沿著光線產生全方位的大幅運動。這是什麼意思？光是資訊，因此**光之家族就是資訊的家族**。有些意識存有——戰爭家族——或許會耗費你們時間概念中的數十億年去研究、倡導、體驗如何掌控意識。在存在於時間限界之外的宇宙中，自由意志地帶的所有劇碼都會實地登場。

此時是你們徹底翻轉自我觀並打破界線的時候；此時是你們超越日常戲劇與事件的瑣碎，開始在宇宙層次上與正在發生的更高戲劇連接的時候。如此一來，你們就更能了解自己的意向、目標、戲劇的全貌，你們必須有能力**了解自身身分、了解自己能以何種能力駕馭身分**，並**進入自己選擇的世界**。

這則光之家族的故事述說著你們是誰，我們也喜歡稱呼這個故事為「白T的歸來」。你們身負某種任務，銜命而來，還要憶起並落實你們在這裡的工作。我們已經告訴你們，你們的各個世界與你們在其中的身分都將產生巨變，那個時刻已經日益接近。你們已經出現了變化，許多人都有。如果你們回頭看看一年前的自己，理想上每個人都會看見，**今日的自己已變得更強而有力**。

> **理想上，每個人都已開始感覺到，自己每一刻都在創造自身的實相。無論是否為人作嫁，你們體驗到的每個情境都是自己一手設計。**

理想上，每個人對**顯化的藝術**都已駕輕就熟，因為此時是你們將宇宙的資訊網格拉進體內、接通心靈的時候，如此一來，你們就能成為地球上的數據傳播者，而這份數據就是你們的光編碼細絲在體外點燃的網格。

你們必須能分辨來自天上的是什麼、是何人，因為有人會誆騙、愚弄你們，而你們並不了解怎麼一回事。我們看得出這點，因為我們知道要誆騙、愚弄你們有多容易——有時我們也這麼做，但那是為了驅使你們前進。我們說過，我們對你們使了很多手段，但這不得不然，因為如果我們將故事全盤托出，許多人早就轉身逃跑了。理想狀況是，我們已經為你們灌注了信心，也附加了一條新資訊，讓你們能以這個系統的基本建材——你們可以**創造自我、用思維創造自身實相**的概念——制定由光之家族設計的世界。如此一來，就能為地球的一部分覆上一個計畫與新網格，使全新的可能性迸發；如果沒有你們與你們帶來的新可能性，地球有可能會在未來的某個時候陷入一場宇宙大戰。

以「心」感受演化

請延伸你們的感受中樞，去感受此刻發生的事如何引起世人困惑。目前地球是以極低的頻率在運作，這種頻率是基於生存、是基於自我主權的丟失。你們目前的身分是根據身外之物而建立的，而十二螺旋將使代表並圍繞著雙螺旋的一切變得無關緊要，所有金錢與地產——所有建立在這兩個雙螺旋上、帶給你身分的物質安穩——都與地球的演化完全無關。

請去感受當人類開始意會到自己的人生定義正在崩解時，瀰漫在其生活中的恐懼與疑慮。務必要了解，**光是造成這種崩解的主因**，身為光之家族成員與頻率看守者的你們，就是促使這種崩解發生的人，你們將傳播新頻率的電磁能量帶來地球，協助創造了這種新意識的混沌狀態。

請回頭思考自己過去一、兩年來的生活，並意識到你們有時也會處於一種莫名的意識混沌中。你們會陷入決策的混沌狀態，不明白自己是誰、想住在哪裡、想與誰成為伴侶、是否想維持伴侶關係、是否想有孩子、是否想繼續為人父母，諸如此類。

請讓你們的心智向外伸進社區，感受人們用來建立生活的根基正緩慢崩化為一堆礫石。全球各地的人對實相的掌握都在慢慢消解，雖然此時仍有些人看不出來，但這個根基正在崩解。發生這種崩解最主要的原因是，**可以獲得的新資訊變多了**，使舊資訊變得過時古老，而你們就是造成這種情況的人。因此，你們在某種程度上有責任要使自己**透過這種崩解進行演化**，並成為自身的靈感——成為他人的活榜樣。

你們扮演的角色非常主動。很多人會說：「噢，糟糕，光來了！」因為他們知道光會改變其所經之處的每個振動頻率；光帶來資訊，而資訊會拓展體系，使舊體系不復存在。因此，光帶來破壞的同時，其留下的遺澤也會孕育出新的體系，而新秩序便由此成形。

你們有些人覺得很難把自己想成破壞者，這是因為你們對破壞有固定不變的觀念系統。但那是一種範式，如果你們卡在那種振動中、無法打破成見，那就會變得畫地自限，對實相的體驗將顯得更加狹隘。沒錯，你們是貨真價實的破壞者，你們破壞受黑暗團隊操縱、無知盛行的體系。光進入後會破壞所有體系，而破壞的經驗如何，與**意識**附著於被破壞之體系的程度與力道多強有關。

當局勢變得艱難時，誰能讓你們全身而退？救援隊在哪兒？**你們就是上述問題的答案**。為了讓轉變發生，你們必須盡一切能力。

> **各領域會給你們不可思議的協助，然而，一切操之在你們，不是我們。只要你們認眞付出，下定決心，拿出意志力，就能改變頻率。**

請去發現肉身中的自己是什麼，因為那是你們在此地施展力量的範圍（有肉身，才得以把力量擴展出去）。請學習指揮並運用肉身，與它融為一體。藉由將光帶進體內，你們將頻率帶到地球上，而那種頻率含有資訊：光的頻率含有**你們身分的歷史**，以及**你們特有的意識史**。如前所述，那種意識是從你們的數據庫或細胞結構中拆散出來的，因為如果你們擁有和那些來此成為神明的存有相同的能力，他們就掌控不了你們了。因此，他們進行了名為「人之墮落」（the Fall）的生物基因實驗與變異，從那時起，人類物種日益無知。他們進行了琳瑯滿目的實驗，持續了很長一段時間。

光代表重新聚合化為碎片的部分，為了執行那個任務，你們唯一要做的就是**「在」**（be）。你們只要在，同時自我演化並讓個人生命演化，就會確實地相信，所有其他光之家族的成員理所當然也同樣在演化。你們會將自己身在此地的事**透過心靈感應**傳送出去，就像我們始終也在告訴你們：「我們在此。」我們也是光之家族的成員，我們帶來資訊並四處傳播。

打破邊界與頻率限制

每個人都必須檢視你們在身邊所設下的邊界。你們相信自己已經演化，已看見全局，而且見多識廣。相較於旅程一開始，你們確實已有了進展。然而，我們向你們保證，**你們並未看見自己目前所設下的自我邊界**，這些邊界依然定義著你們對自己做得到什麼、做不到什麼的觀點——它們是將你們束縛在這個實相版本或頻率的枷鎖。

你們設下的這些邊界、你們做出自我宣傳與聲明的這些邊界，使你們無法以覺醒於內在的資訊行動——那份資訊是靈性提升的一部分。將不同的實相層次移除後，你們就更能與靈性領域相協一致，這便是靈性的進展。我們希望你們撤消那些邊界，請停止定義、停止保護你們生活的每個層面。

散播光是一項很棒的任務，一旦你們允許光進入體內，改變的過程就會展開——有些人已經發現，它並不總是充滿了喜悅、提升、樂趣。在這段過程中，事情並不總是樂趣橫生，為了阻止自己演化與改變，你們面對情緒性事件的頭一個反應就是恐懼。你們或許會責怪別人，抱怨不休，你們可能會感覺並相信有人對你們不利。

地球上的其他人也如此相信，但他們並非光之家族的成員。當然，這裡有幾百萬名光之家族的成員，而光正重返黑T掌控多時的地球。黑T以你們的恐懼與負面情緒、戰爭、貪婪等為食；由於這裡是自由意志宇宙，所以上述行徑是被允許的。**最初造物主既是黑暗團隊，也是光之家族；最初造物主是萬物。**

我們以故事教導你們；或許有一天，你們能看透我們所述說的故事。屆時你們將不再需要這些故事，你們將能夠打破各種範式，領悟到更大的實相。在那天來臨之前，我們會述說故事來保持你們的興趣，誘使你們進入你們始終裹足不前的區域——你們靈魂的最深處承諾要探索的區域。

再過不久，你們就必須了解哪些人是真正的頻率看守者，哪些人只是空口談論。頻率看守者將受到召喚，要在地球上創造某種穩定狀態，因為他們一直都知道，他們的實相是自己創造的。他們以意識指引自己的覺知與能量，並以此反抗人類法則——那就是我們談到的健全與付出的深意。

我們來此不是為了放話或讓你們自我感覺良好，我們是為了提醒你們，讓你們知道自己是誰、你們又同意做哪些事——你們來地球要達成的任務。我們來此是要為你們加油，鼓勵你們憶起一切——給你們一些指引與協助，讓你們自行發掘人體內有待發掘的奇蹟。

此時此刻，你們最能運作得宜的方式是**成為自身頻率的看守者**，而非四處「拯救」他人。請盡全力讓自己持續覺察並了解發生了什麼事，請與帶給你們資訊的光之頻率保持一致，也請與愛之頻率保持一致——愛的頻率即創造的頻率。

當造物之神的食物來源被移走，頻率限制也被打破，地球的網格就會改變。事實上，地球正在歷經某種開端。地球關照著其所有居民，而且隨著居民的存在持續演化，更大的可能性天天發生——奇蹟將成為生活之道，因為它們存在於即將實現的頻率中——地球也會演化。你們每個人都依照光、依照你們的所知生活，藉以協助那種頻率在地球上持續活躍，這是具有個別性質的工作。

"你們或許會以團體運作並選出某種領袖，但身爲個體，你們必須進行自我演化。當你們進行自我演化、在光的引導下以某種方式生活時，便會開始覺得躍躍欲試。"

你們不須為了蒐集資訊而持續與我們或任何人合作，你們必須持續不懈的只有**與自己合作**，尋找我們所謂提升自我（exalted self）的意義。請去感受提升自我的涵義——那是勝利、解放、喜悅的成就，是至高的造詣。

地球亟需尋求提升自我的有志實體，我們談到的持續不懈（你們必須將之帶進自己的生活），需要你們從存有深處時時知道自己正致力於發掘這種提升。如果要將這種提升轉譯為文字，可以說它是**頻率**，或是**感覺的浪潮**，或是**振動**。你們都知道光與聲的振動，振動是**持續不斷的**——它們攜帶並傳送著各種智能形式。當你們望著自己，心中不忘自己的道路（即時時提醒自己將光帶進體內，尋求肉身存有中的頻率提升，抵抗人類法則，同時改變地球的頻率），那麼，你就是在創造某種持續不懈，它的效果將比世上所有書本與錄音更加有力。

沒有什麼比致力於提升自我更強而有力。一旦你們投身於光的能量、提升的能量、揚升的頻率，你們就有了印記，其後就得依能量所帶來的一切生活，那都是你們為了加速任務而召喚來的能量。

活出自我內在的光

首先，最重要的，要活出你們的光，請拿出勇氣活出自我內在的光，不要生活在暗櫃裡——活出光吧。要說出你們的所知，並不需要站上肥皂箱，像個狂人般手舞足蹈；你只要聲明：「這是我相信的事，我就是這樣生活的。」比方說，有人或許會告訴你們：「小心別著涼。」你們可以這樣回對方：「我不相信著涼這回事，我的身體不是用來生病的。」這些話說出來後，也會將其他人帶往覺醒，請在平常的聊天中一五一十向家人及親友道出你的所知。

無論你們身在何處，請使用**光柱**。我們建議你們每個人**觀想**一道光柱穿入頭頂，打開頂輪（頭頂上，約是百會穴的位置），使身體充滿光。請想像這道宇宙光柱來自更高的宇宙，充滿著你們全身，然後從太陽神經叢穿出，在身體四周形成一顆光球，此後你們便存在於發光的以太蛋中。

當你們愛自己及地球，知道自己是來此重新定義、重新設計、打破人類邊界時，就會將這些傳播出來——你們的人生皆致力於此。如果你們要問必須為此奉獻多少時間，我們會說：「很簡單：**所有時間**。」

沒有錯，就是所有時間。這並不是你們需要操心的問題，你們只要如是生活就好了，你們活在其中——那是你們的神性。你們會發現，當你們活出你們的光，便會將有意以同樣方式生活的人吸引到身邊，你們的同路人將與日俱增。

當你們做出承諾說「大靈啊，我希望受您雇用，請讓我工作，告訴我我能做什麼。給我機會讓我活出我的光，說出我的真相，將這道光帶往全球各地」，大靈便會賦予你任務。請清楚道出你們有多少餘力，並與大靈締結契約，告訴大靈你們想要什麼報償。只要是運用能力來服務自己、提升自己的振動，大靈就會允許你們與他交涉；寫下你們想要的契約內容吧。當你們是為自己服務，致力於個人演化與改變，就能使身邊所有人提升，那便是服務。服務不是走出去殉身並說：「我來拯救你們。」服務是以**自身**為對象，這樣的生活方式將使你們碰到的每個人都受到你們旅程的影響。

就算稍微惱火地對大靈說「聽著，老兄，我受夠了。我請求過也很願意這麼做，拜託讓我的演化加速」，那也無妨。

如果你們希望加速演化，就要釐清思緒，做好啟程的充分準備，對來到面前的象徵進行開放的解讀。

如果有書從書架上掉落，請去讀它；有機會到某個地方去時，請不要說「我很抱歉，我付不起旅費」，做就對了；如果你總是叨念著希望有一段穩定的關係，當有人出現在你面前時，儘管他的條件不符合你的期待，接受就對了。**不要運用理智**，也許它們正是大靈要打破你固有模式的方法。如果你們思緒澄明，在每個情境下都能善加溝通，那就會有很大的進展。

你們對事情將如何進展、會組合成什麼樣子，其實**有些多慮**，領悟這點很重要。因此，當你們要求加速演化時，請準備好投入可能會令邏輯心智尖叫出來的冒險——邏輯心智對某些事會大驚小怪，因為它害怕。

一旦你們聽見自己說「我做不到」或「那半點道理都沒有啊」，請仔細聆聽，因為這些是**關鍵字**。只要對自己說：「我受天意指引，我正發出意向要使演化加速；我正發出意向，要培養提升的能力，我願意冒一點險。儘管沒什麼道理，但感覺起來是正確的，所以做了再說。」不過，**如果感覺不好又沒什麼道理，就不要去做，請相信自己的感受。**

中選之人

這裡有某種選擇在進行著——選出中選之人。

「中選之人」（the chosen）是什麼意思？

那些聚集起來聽我們說話，而且能聆聽自身內在樂音的人，就是中選之人。不過，你們是中選之人，並不代表你們的等級會自動提高，要去執行必須完成的任務。

誰選擇了你們呢？**是你們選擇了自己**。

你們不是某個排外俱樂部的成員——但從另一方面來看，你們又確實是。這個俱樂部的會員都是自願加入的，你們自行決定了要成為什麼人、為什麼來此，**勇氣**將變成你們每個人的名字，這點我們再強調也不為過。

很多人的生活都有祕密的一面，你們不願意大家知道你們內心最深處的信仰，當你們關起門來討論各種主題時，或許覺得十分安全，其中有些主題還相當激進。不過，你們在職場或與家人親友在一起時卻沉默不語，不准自己說出你們的真相。

有不少人的密碼正等待你們出聲喚醒，因此，你們這些中選之人才會在此時獲選——你們因為勇氣而獲選。

如果你們此刻仍拿不出勇氣，那我們也無法確定日後你們會有充分的勇氣。

注意有愛無光的隱憂

你們每個人來到地球時都是有任務在身，那個任務就在你們手邊——**現在就是時候**，改變的時代就在眼前，當你們整合並領悟到這種改變的意義為何時，它會改變每個人的人生。這場改變意味著放棄許多事物，許多事物會分裂，然後因為信任而與其他事物聚合。你們每個人都希望**信任**能成為自己的一部分，不過信任也是目前你們自認缺乏的東西。

信任是什麼意思？信任即你們**內在知道**「是你們的思維創造了你們的世界」——有著天賜淡然與內在所知的你們，很有把握如果你們去想某件事，它就會存在。這是我們盡一切所能與方式一再傳達給你們的主題，希望你們有一天能理解；一旦你們理解並開始活出這個主題，人生就會開始轉變。

我們反覆強調，現在就是行動的時候，但不盡然是因爲你們沒有時間了，而是因爲你們身上的時間正在自我壓縮，如果不趕快行動，事情有可能變得令人不安。

如前所述，中選之人歷經了選擇——**你們選擇了自己**；因此，如果你們尚未照自己設計的藍圖行事，就某種程度而言，時間就快要不夠用了。再過幾年，事情會變得亂七八糟、混亂不堪，如果在那之前，自願前來的你們還未能**生活在光的真正高處**，那可能就太遲了。換句話說，如果你們一拖再拖，就會被到來的退潮捲走——也許是名符其實地被沖走。

無論是哪股力量引導你們參與，它都是你們藍圖與計畫的一部分，為的是促進你們的演化，而當你們演化時，也會影響地球的演化；你們做的任何事都是為了演化。當你們領悟到人類是誰、這是什麼地方時，也會開始為他人開出一條新路——你們會發現從未想像過的事件莫名地在你們面前匯合。這些是超出你們理解的事物，而我們喜歡稱之為「安排」，或者是你們從未想過的機會。屆時你們會知道，你們以勇氣活出了自己的光。

光的傳送者很可能會在接下來幾年成為討論焦點，要了解這是計畫的一部分。你們所有人都必須**發出清楚的意向**、**知道如何設計自己的實相**，這並不是說你們不能有彈性，只是表示你們要**以澄明的思緒運作**，你們要說：「致我的嚮導，以及所有在我的地球演化之旅中協助我的人：我的意圖是變得成功；我的意圖是無論我做什麼，都會安穩妥當；我的意圖是，我會在自己的所作所為中接受並給予愛；我的意圖是人生過得愉快，我的需要不虞匱乏；我的意圖是，我不會過於沉湎於物質世界。」

雖然為了演化，你們有該做的事，但**許多外星與非實體存有也準備與你們合作**，你們所要做的只是召喚他們來協助。

召喚他們來協助時，永遠要清楚指出你們希望助力是來自於光，請保持健全與覺知。在這顆星球上，人們普遍以為如果某人智商高，那就代表他的靈性覺知也高，大錯特錯！他有可能聰慧過人，也學會了如何超越人類法則，但仍無法以光的頻率或愛的頻率來運作。請覺察這點，要清楚指出你想召喚到身邊的協助來自何處。

我們多次提及光的頻率帶來資訊，愛的頻率帶來創造，也帶來對所有造物的尊重與緣分，然而，有愛的頻率而無光的頻率可能會是一大缺陷。如果你們認為愛的頻率來自自身之外，而非自身之內，就會重蹈地球過去的覆轍：崇拜那些倡導愛的頻率的人，彷彿他們是聖人。

理想的情況是，你們能傳送資訊的光之頻率——**成為資訊靈通的存有**——並結合愛的頻率。這能讓你們感覺到一部分的創造，不妄加評斷或受驚嚇，而能在它演化來教導每個內蘊意識認識自身時，看見其中的神性與完美。

昴宿星人留給地球人的靈性成長指南

- 請以更大的格局重新定義自身身分。
- 你可以同時身處許多不同地方並轉換意識。
- 你必須自我演化，以自身智慧要求資訊。
- 你要有能力了解自身身分、了解自己能以何種能力駕馭身分，進入自己選擇的世界。

- 你每一刻都在創造自身的實相。
- 你必須能分辨來自天上的是什麼、是何人，因為有人會誆騙、愚弄你，而你並不了解怎麼一回事。
- 請延伸你的感受中樞，去感受此刻發生的事如何引起世人困惑。
- 請去感受：當人類開始意會到自己的人生定義正在崩解時，瀰漫在其生活中的恐懼與疑慮——光是造成這種崩解的主因，但其留下的遺澤會孕育出新秩序。
- 請回頭思考自己過去一、兩年來的生活，並意識到你有時也會處於一種莫名的意識混沌中，例如不明白自己是誰、想住在哪裡、想與誰成為伴侶、是否想維持伴侶關係、是否想有孩子、是否想繼續為人父母等。
- 請讓你的心智向外伸進社區，去感受人們用來建立生活的根基正在緩慢崩化為一堆礫石——全球各地的人對實相的掌握都在慢慢消解，你有責任要使自己透過這種崩解進行演化，並成為自身的靈感、成為他人的活榜樣。
- 檢視你在身邊所設下的邊界，這些邊界定義著你對自己做得到什麼、做不到什麼的觀點，將你束縛在這個實相版本或頻率——請停止定義、保護你生活的每個層面。
- 你得做好心理準備，演化與改變並不總是充滿了喜悅、提升、樂趣。
- 請拿出勇氣活出自我內在的光。

- 奇蹟將成為生活之道——如果你活出光與愛的頻率的話。
- 你不須為了蒐集資訊而持續與昴宿星人或任何人合作，你必須持續合作的是自己，請尋找提升自我的意義。
- 你最能運作得宜的方式是成為自身頻率的看守者，而非四處「拯救」他人；請與光、愛的頻率保持一致。
- 請在平常的聊天中一五一十向家人及親友道出你的所知，將他人帶往覺醒。
- 請觀想一道光柱穿入頭頂，打開頂輪，使身體充滿光，然後從太陽神經叢穿出，在身體四周形成一顆光球——想像這道宇宙光柱來自更高的宇宙。
- 如果你希望加速演化，就要釐清思緒，做好啟程的充分準備，對來到面前的象徵進行開放的解讀——不要運用理智。
- 信任，即你內在知道「是你的思維創造了你的世界」。
- 許多外星與非實體存有也準備與你合作，但在召喚他們來協助時，永遠要清楚指出你希望助力是來自於光，請保持健全與覺知。
- 你必須成為資訊靈通的存有，並結合愛的頻率——有愛的頻率（創造）而無光的頻率（資訊）可能會是一大缺陷。

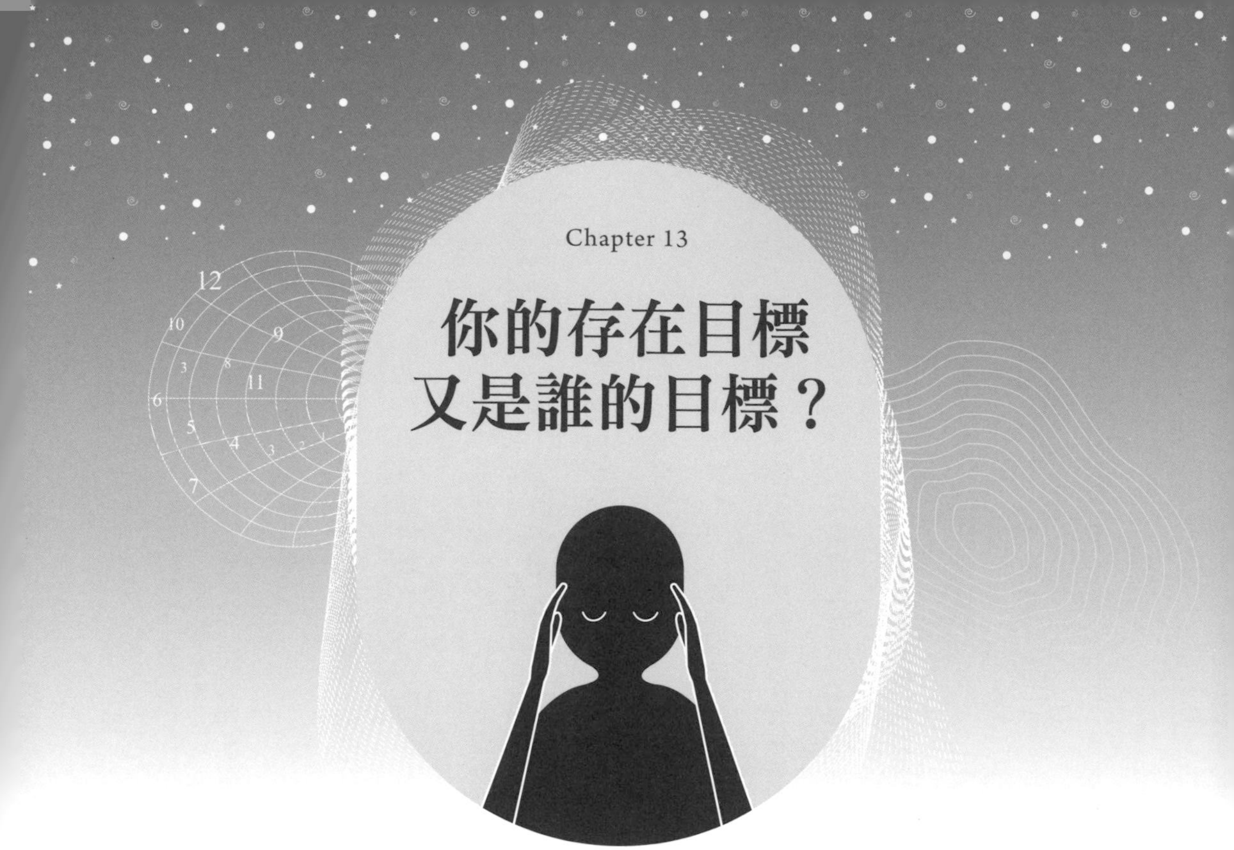

Chapter 13

你的存在目標又是誰的目標？

你們會得知自己的目標，它很可能與促進頻率有關：轉換頻率，使他人容易接觸，不僅能解釋它、運用它來療癒他人，亦可為人類穩定頻率。

我們說過，你們的存在有一個目標。那是誰的目標？你們想過嗎？而你們又是誰的目標？

你們是有目標而來，因為意識的所有層面彼此相關。沒有哪樣事物是存在於系統之外；一切都是整體的一部分——那就是我們希望你們尋求的目標。

你們占據的肉身及你們產生的能量都是發展序列的一部分，由此可以說，你們在人生中的個人追尋是有目標的，但你們又為整體添加了何種目標？你們能想像別人利用你們的目標並從中壯大嗎？或許有另一股能量存在，只是你們不知道？

這個宇宙的各處有如骨牌，牽一髮而動全身，所有意識面都聚集到這裡來影響彼此，因為這是意識要在這個特定系統中體驗自身唯一的方式。在另一個系統或另一個宇宙結構中，每種意識類型有可能是完全自由自在的——換言之，你們可以獨立自主，不去滿足任何人的目標。不過，在這座宇宙並不是如此。

你的生命藍圖即將出現

宇宙與其主題的數量眾多，就如一百美分構成一美元，某些宇宙集合起來也會成為能量的集合，要到最後你們才會摸索並體認到，有些完整的存在體系和你們處理的存在毫無瓜葛，不過，這裡的體系是設計成自由意志地帶，萬物在其中環環相扣，彼此交織。

也有其他類型的地帶，或許也可稱為自由意志地帶，但萬物在其中彼此獨立，不像在地球，萬物莫不相關。在萬物皆獨立的體系中，事物的空間大得多，或者換個說法，不是空間大得多，而是**對空間的覺知高得多**。那類宇宙實際上可能遠比這個宇宙小，但由於它不是以密度來運作，因此對空間的覺知反而更強。

你們的目標是**傳送資訊**，並**在過程中使他人透過頻率取得資訊**。當我們與你們分享故事，你們最後便會帶有那個資訊：資訊即光，光即資訊。你們的資訊愈多，就愈能改變你們的頻率；你們是電磁生物，當你們是什麼時，就會傳播給他人什麼。正如你們能辨認出別人的恐懼，如果你們開始學習如何使身體對準這類辨認，你們也能辨認出別人的喜悅。

你們的任務是傳播資訊，**使自己在人類外形下演化出最高能力**。如此一來，你們要不影響大眾也不行。你們可能會覺得自己的職業格局不大——例如，你可能是女服務生。但要記得，事物不能僅從外表來判斷，你們接觸到的每一個人都會受你們的振動影響。有些人或許不得不做卑躬屈膝或世俗的工作一陣子，或是早已生兒育女、成為孩子的守護者，或是覺得自己的工作不見得光宗耀祖。不過仍有一段時期，你們必須吸收這些確實激進的資訊，你們必須將它融入你們的生活，活出、感知、習慣它，將它融入你們世界的歷史。

一旦你們持續維持資訊的某個頻率，不因為不識自己身分而使得情緒忽高忽低、起伏不定，那你們就會獲得任務。它會擺到你們面前，成為你們藍圖的一部分——那是你們今生的個人詳細計畫或行動綱領。

許多人已經得知自己的藍圖，明白自己將在指引下做哪些事；每個人在其存有的最深處都知道自己的計畫為何。阻礙你們去知的是邏輯思維；邏輯思維讓你們以為自己沒有執行計畫的才能，或者你們做不到。

> **如果你們進入冥想狀態，就會接收到你們身分與實相的全貌，明白自己在日常生活中的下一步任務。**

冥想是一種溝通狀態，不是讓你們前往某處並迷失其中；冥想是獲得資訊的方法，讓你知道如何前往對你有益的地方。

你們會得知自己的目標，它很可能與促進頻率有關：**轉換頻率，使他人容易接觸，不僅能解釋它、運用它來療癒他人，亦可為人類穩定頻率**。當每個人都能穩住資訊的頻率，不過度反應，並且能持續下去，那麼就是將那個頻率錨定在地球上了。你們已經辨認出那個頻率了，雖然你們無法精確地追蹤它，但辨認得出它，也已經辨認出來了，那就是為什麼有人汲汲營營地想改變那個頻率的原因。你們會發現，舉目之處莫不是更多的頻率管控，不過你們已經能辨認出它的本色來了。

你們會發現，生活中的一切都在步步為營地使你們準備好完成日後的任務。你們或許會一度擔任童軍團團長，學習如何帶一群小男孩；也許還會一度在餐廳工作，學習如何料理並上菜。透過工作，你們創造出了某些實相面，以便日後當你們必須教導這些體系如何超越自身時，就會知道這些體系裡的人的來歷。

混沌中的神聖秩序

我們對你們說話時，**彷彿不是把你們當成人類**，因為對我們而言，你們確實不是。在我們眼裡，你們是光之家族的成員，我們認識你們的多次元自我。我們告訴你們如何與人類相處，因為你們的任務就是與他們融為一體、安撫他們、喚醒他們內在的光之火花，以免他們全數毀滅，同時，這個地方也才能容納新的物種與新的活動場域。

與邏輯心智作戰

我們屢屢談及DNA的演化，以及使人類物種與實驗便於掌控管理的頻率調整。你們受雇並奉命從未來來到這裡，要一再回到這個存在的循環裡——**化為肉身多次**，你們才能**了解掌控著人類的到底是什麼**。如此一來，你們才能從內部運作，改變體系。

當你們與自己的邏輯心智作戰時，就是在體驗自己身為人類的那一部分（相信體系告訴你們的故事）與身為光之家族成員的那一部分（不相信那個故事，正在獲知更大的全貌）的衝突。

請開始了解，從邏輯運作的那一部分自我，正在教你們一些事，讓你們獲得大多數人如何運作的第一手經驗，以及你們要如何努力影響他人的第一手知識。如果進入直覺、完全仰賴直覺行事對你們而言並不困難，如果你們沒有透過邏輯心智去理解事物而產生的二元性，那麼長久下來，你們就會對其他人類感到非常不耐——如果這一切對你們而言很簡單，那麼，你們要如何理解這對他人來說並不容易呢？

人類長久以來都受到頻率的管控，他們太習慣這種掌控，邏輯心智在近代也發展得太過度，以至於猜忌與恐懼與日俱增——這些自我的黑暗地帶由於受到強力管控，所以人們嚇得連踏入也不敢，難以相信自己能自行接收資訊。當你想到那些調整人類如何傳播自身資訊的實體，是如何重新編排人類的ＤＮＡ，並在地球上啟動各種腳本與事件時——然後為了各自的理由，將這種心靈能量的成果融匯起來，透過不同入口送到太空——你們就能看出自己是為何而戰了。

有些存有希望你們和整個地球都僅以邏輯來運作——充滿恐懼的邏輯。利用那種邏輯，是此時我們所能給你們的最佳忠告。請說：「我會在此使用邏輯一陣子，看看我的邏輯心智如何運作。它想要接管，有人告訴它事情是如此，也有人說另一種東西是真的，我只要好好觀察自己如何在兩者之間游移就好了。我生氣嗎？我惶惶不安嗎？什麼能帶給我提升？什麼事能帶給我安全感？每種思維模式又各能為我做什麼？我對自己的觀感如何？我的感受如何？」

請觀察並承認這一切，然後說：「我已經給每個人機會上臺了，那麼我想要什麼？」請反覆確定你們要什麼，你們知道自己想要進化；你們看出透過懷疑回頭釐清一遍其實是神聖計畫的一部分了嗎？你們會由此理解到，追隨你們腳步的他人也會經歷這段過程。你們必須學習開啟同情中心或心輪，這可能是最難達到的事情之一，**請學習同情自我與所有他人**，因為你們都有勇氣放手去感受。

觀察自己如何處事非常重要：不同事件會出現在你們眼前，供你們觀察。請學習觀察自己的行為，花更多時間獨處——儘管有時對你們來說很難，因為你們會覺得孤單。

> **長遠來看，你們會感謝我們指引你們與自我展開更有意義的相遇，你們蘊含的富饒與圓通，能帶領你們進入更高的領悟。**

從自我看不見的那一部分運作，是有秩序可循的。**有時自我正在運作的那部分沒有看見願景時，會出現一些事件讓你們回到正軌。**請留意，在新的意識混沌、混亂及搖擺不定的轉變中，是蘊含著神聖秩序的。這就好比烤蛋糕，食譜中的每個成分都是固有整體的一部分，同時也有自身的結構：蛋、麵粉、奶油、糖。當你們開始把所有材料攪在一起時，看起來像在製造混亂，有人可能會說：「你把一切搞砸了，蛋打破了，糖到哪裡去了？這裡的所有基本材料都被你毀掉了。」他們可能並不了解熱催化公式的魔法。

目前地球上也有這樣一股催化能量，所有個別結構開始融化，合建出一片看似混沌的狀態。某種新事物將從中誕生，就如蛋糕也是從原料的大雜膾中誕生。有人不知道你揉好蛋糕麵團後，會把它放進烤箱烘烤，他們看著那團黏答答的東西，以為終究成不了氣候。地球上有許多人辨認不出混沌的背後，其實有一種更高秩序存在——事情是照食譜一步步來的。

每分每秒都照自己的願望生活

你們每個人在這個食譜中都有一個特定任務。當然，你們有自由意志，可以決定要如何照食譜做菜並成為其中的原料。雖然你們必須活出自己的藍圖，但這種自由意志讓你們能決定如何設計自己的特定生命細節。無論你是要讓人生充滿難關還是一帆風順，要窮困潦倒還是大富大貴，一切都操之在你，一切都看你們被說服要**將邊界設在哪裡**而定。

我們要如何說服你們撤銷所有邊界——停止讓自己相信你們僅能擁有限度內的事物？別的不說，我們希望達到的目標是讓你們每個人擺脫束縛，自由自在，同時了解你們的每個念頭多少都決定著你們的經驗；如果我們能讓你們每分每秒都照自己的願望生活，我們會覺得這是最成功的一年。

我們要請你們做出那項承諾——活出更澄淨、更完善健全的人生。我們要請你們，在連想也沒想過自己有一份責任在的領域，也要負起責任。我們希望你們每個人表現得像你們知道發生了什麼事，像你們所做的每個抉擇都是受天意指引，並開始相信你們總是在對的時機出現在對的地方。請告訴自己：「我受天意指引，我永遠都在對的時間與對的地方，我做的每件事都是為了我的更高成長、更高意識、更高演化所做的安排。」我們希望你們從現在起一直以那種方式運作，請成為活生生的頻率看守者。當光進入身體，它會點燃你們的光編碼細絲，協助DNA重組，創造出頻率的改變：頻率即你們的所知；頻率即你們的身分。

改變對自我與實相的定義

地球曾有幾段時期同時存在著多個不同次元。過去一千年來，許多次元在混沌與黑暗籠罩人類時相繼衰退，而這些存在法則略有不同的次元或其他實相或地方，此刻正在返回——你們藉由將各次元拉到地球上，創造出所謂的次元融合，來協助它們返回。

有時你們會移動到這些次元裡，但並未體認到自己身在其中。你們進入一種變動狀態，尤其是走進地球上的**聖地**時。你們移動到不同的次元頻率中，一切都變了。你們感覺自己提升，充滿能量，或是腹痛難耐。你們進入變動狀態時發生了某件事。

由於你們已經身在變動狀態中，所以並不總是知道自己置身其中，那是次元融合的開端。當你們從聖地返家時，可能會回頭望並說：「哇，發生了什麼事？」那就是體驗到不同次元的感受。

次元撞擊則是另一回事。被恐懼攫獲而拒絕改變的人（儘管他們此時在地球上的目標是改變），他們體驗到的是各次元的撞擊。次元融合對他們而言，就如一堵堅硬的水泥牆撞上另一堵堅硬的水泥牆，許多人會感到極大的不適，有些人已經感受到小規模如神經系統的不適了。就因為拒絕演化、不願改變對自我與實相的立場，人們可能會出現神經系統疾病。無論你們是醫護人員、體肌工作者（從事整脊、推拿、按摩等工作的人）、老師、音樂家還是其他職業，工作中要接觸其他人的你們，都要了解這是人類面離的難題：要改變對自我與實相的定義。

請運用意志與心智來決定你們希望實相如何自我建構。如此一來，你們終究會發現有更高的意志與更高的計畫存在著，你們會乘著意識前進，發掘神聖之路——這條神聖之路意在促進意識演化。

身為人類物種的你們，自遠古以來便相信他人所描述的你們。這其實是有目的的：其他人企圖掌控你們。你們苦心造詣，但在地球上要有一番成就可能不容易，這是因為你們的ＤＮＡ已經被打散、封閉，所以無論你們想要什麼，也得不到必要的振動連結。如今，那類振動連結正來到地球，神聖計畫——你們可以想成是網格或藍圖——也正在靠近地球，最後不同次元將相遇。它們要在何時會面，全都操之在你。神聖計畫並未指定要在哪個特定日期到來；一切要看人類能多快符合需要、達到自我的駕馭而定。

何謂駕馭自己？為了解神聖計畫並朝藍圖邁進，你們必須正視自己，你們要能駕馭自己的身分。

你們的社會有很多事需要你們嫻熟地通過測驗，然後你們才能說：「好，我及格了。我已經熟悉規則，可以依自己的意志運用它們了。」舉例來說，你們必須熟悉如何開車才能取得駕照。你們有多少人能駕馭自己的身體，並以意志運用身體呢？少之又少。原因何在？因為沒有人告訴你們這是做得到的事，我們來此就是要提醒你們幾件事。

一切皆是神聖計畫的一部分

此時的地球是個生存艱難的地方，原因很簡單，因為**依編碼要帶來改變的人，必須先依編碼教導自己**。你們看，神明始終是這顆星球的問題。不是這個神，就是那個神。這些神明是誰？神明創造了你們，你們是他們的計畫，你們是他們的心頭肉。然而，有些神明和你們不是很親密，因為他們不了解情緒與感受，有些神明較你們更傾心於不同實相。

意識獲允表達，你們也獲允在統治你們的存有所設立的限度下表達。從你們的觀點來看，你們從未讓他們統治你們，你們根本不知道他們的存在；他們以你們所謂的宗教、領導，有時還有天啟等偽裝，將種種戲劇帶來地球，儘管事件的編排是為了達到某些目的，但有時也會讓堅持的人團結起來，出現意圖之外的許多其他可能。

我們想傳達的是，此刻正發生著天翻地覆的變動，這一點再強調也不為過。地球正面臨著驚天巨變，這場巨變需要人類處理並提出完全不同於現行範式的數據，這意味著你們的神經系統會遭數據攻擊，你們必須有能力自我解鎖，從其自以為是掌握或感知實相的方式中解放出來。

身為希望將這類資訊納入體內的光之家族成員，你們的任務是**將新頻率完美無缺地錨定在自己體內，從而在地球上錨定新頻率**，這並非易事。事情本來就不簡單，你們來此並不是出輕鬆的任務：你們是反叛者，你們始終是反叛者。如果我們能給你們每個人一分鐘長的多次元記憶，你們就會知道我們在說什麼了。你們存有的最深處會知道，你們一再以不同樣貌、不同形式集合，並來到需要錨定變化的地方。你們已多次前往這類地方破壞範式、解放自己，超越你們以為的身分邊界——這就是神聖計畫：**自我的融合**。

神聖計畫有許多分支，聚合了多種力量。你們聽過我們談光的力量、暗的力量，我們暱稱它們為「白T」與「黑T」，使情境看起來比較中立，並讓你們知道這是一場戲局。我們也希望你們知道，戲局歸戲局，它仍是鄭重其事的，**神聖計畫存在於戲局的四周、上方與內部**。它可以被錨定為某些人體內的振動，這些人經過編碼，他們來此就是要傳布這種頻率，然後你們便能揚升，邁向健全自我的藍圖。

當你們的人生提升到甚至連自己都認不出是自己人生的時候，就是你們允許非實體領域的能量將你們當成渠道的時候，你們將融合不同次元並解放意識，使意識發展出新的感知方式。儘管死亡與毀滅會來到你們的世界，要記得，死亡與毀滅是在每年秋天來到地球。霜寒扼殺花朵與樹葉，萬物枯萎死亡。住在永夏之地的人首次看見秋天時，也許會大為憂心，他們會想：「天哪，世界要滅亡了。所有的美都被奪走了。」請了解這就是地球將會發生的事。秋天是有些事物會死去的季節，這樣新事物才能誕生，這全是神聖計畫的一部分。

昴宿星人留給地球人的靈性成長指南

- 你是電磁生物，當你是什麼時，就會傳播給他人什麼。
- 當你能持續維持資訊的某個頻率，不因為不識自己身分而情緒起伏不定，「任務」就會擺到你面前，成為你藍圖的一部分——那是你今生的個人詳細計畫或行動綱領，屬於你的藍圖。
- 事物不能僅從外表來判斷，你接觸到的每一個人都會受你的振動影響——即使你的地球身分看似微不足道。
- 每個人在其存有的最深處都知道自己的計畫為何，但要注意：邏輯思維可能會阻礙你去「知」。
- 冥想能讓你接收到自己的身分和實相的全貌，知道自己在日常生活中的下一步任務、明白如何前往對你有益的地方。

• 當你與自己的邏輯心智作戰時，就是在體驗自己身為人類的那一部分與身為光之家族成員的那一部分的衝突。而你過去或現在之所以會透過邏輯思維去理解事物，是因為這樣你才會知道大多數人如何運作以及你能如何影響他人。

• 請「利用」那充滿的恐懼的邏輯，觀察並承認那一切，然後反覆確認你想要什麼。

• 請學習開啟同情中心或心輪——同情自我與所有他人。

• 請學習觀察自己的行為，為此，你得花更多時間獨處——就算那可能讓你覺得孤單。

• 在新的意識混沌、混亂及搖擺不定的轉變中，是蘊含著神聖秩序的。

• 停止相信「你僅能擁有限度內的事物」，你有機會每分每秒都照自己的願望生活。

• 請活出更澄淨、更完善健全的人生。

• 請注意：如果你被恐懼攫獲而拒絕改變（儘管你此時在地球上的目標是改變），那你體驗到的可能是是各次元的撞擊而非融合，並可能因此而感到不適。

• 請運用意志與心智來決定你希望實相如何自我建構。

• 當你的人生提升到甚至連自己都認不出是自己人生的時候，就是你允許非實體領域的能量將你當成渠道之時，你將融合不同次元並解放意識，並且發展出新的感知方式。

Chapter 14

讓情緒告訴你「發生了什麼事」

情緒的天賦當中有豐富的寶藏；蘊含能超越許多不同實相、穿越並體驗許多不同覺知狀態的非凡能力。情緒讓某些能量接合、融匯、連結，為實現自身而聚集。沒有情緒，就形成不了連結——情緒是一切的關鍵，你們需要情緒來連結靈性自我。

這個宇宙之中的某些存有尚待發現人類的情緒。當你們造訪地球的古代民族所在之地、細看其他時代與地方的造物時，會感覺到那些場所固有的頻率與振動。

你們知道這裡有鑰匙，你們知道這裡有訊息——有某樣東西被鎖在一度存在、日後將再度浮現的事物裡。同樣的，人類自身也隱藏著對宇宙演化而言非常珍貴的東西，我們將這些數據稱為密碼與主數（master number，數字學認為11、22、33等數字蘊含較多潛能，所以稱為「主數」P354）：光的幾何公式，是這個宇宙再造與產生生命形式不可或缺的一部分。

人類自DNA在被重新編排後就被隱藏了起來，遺忘於古代，因為只有在時間紀事的遙遠過往，這個物種才是活躍、有不同振動的，而那個時期已經被某些存有遺忘或束之高閣了。如前所述，你們被隔離了起來，幾乎等同於落入時間的囚牢之中，由於時間過久，當新時代前進，它們遺忘了你們仍在那裡。

然而，也有人未曾遺忘。他們派你們來改變這一切：好讓記憶跟上時代，並**將人類存在的價值帶回創造的前沿**。他們需要你們，因為你們帶有其他許多物種所沒有的東西：**情緒**。正如你們必須合力使自我發展出多次元存有的完整與豐富，有些存有則努力使整個宇宙躍升至新的八度——邁向並創造新的疆域。

不過，時間的看守者知道數據被鎖在何處，他們找出了你們；你們就這樣被選中，要將那些數據帶到光之下。

我們前來這裡——或者可以說，是從我們的時間階段「往後」來到這裡——協助你們完成任務，解鎖人類DNA的歷史記錄；我們來此協助你們重新編排你們存有中的記錄，進而成為活圖書館的一部分。

重新出現的「情緒」

如前所述，地球上發生的一切，將影響許多地方的事物。此時正有能量傳送到這裡來，重新引導某些宇宙力量對齊，同時使宇宙覺知到自己的身分。此刻的地球有如被深深鎖在時間紀事中的祕密，而這祕密與情緒有關。

情緒的天賦中有豐富的寶藏；蘊含能超越許多不同實相、穿越並體驗許多不同覺知狀態的非凡能力。情緒讓某些能量接合、融匯、連結，為實現自身而聚集。**沒有情緒，就形成不了連結**。

這個宇宙中存在著非常古老、來此實現這個地方本色的存有，他們從萬古以來便在為此奔忙，即便對我們的體系而言，他們也是古老的前輩；以你們的詞彙來說，他們是大智者，而且他們並沒有性別之分。我們認為，在這個體系中，他們是**存在的看守者**（Keepers of Existence），他們是運轉並如船舶舵手般驅使著體系的人；他們為這個宇宙掌舵，展開發現之旅；他們已經從自身的學習與旅程中發現，他們必須**與其他宇宙連接**。

有一個計畫是將能量射進並傳送到新經驗中，此時的地球及你們同時存在其中的數個其他體系，都能有效**促使情緒重新出現**，目的是**理解被壓縮成一體的所有身分**。就如你們正在發掘自己能成為何種模樣，各宇宙也正藉由匯合與交互影響來發掘自身的能耐。未來會發生什麼事，此刻沒有先入為主的觀點，這是一片新疆域。

> **情緒是一切的關鍵。身爲人類，你們需要情緒來連接靈性自我。情緒是了解靈性的基本要件，因爲情緒產生感受。心智體與身體的關係密切，情緒體則與靈性體息息相關。**

顧名思義，靈性體是超越肉身限制的存在，因此你們需要情緒來**理解非實體事物**，而情緒在地球上被嚴密管控的原因就在此。你們在情緒上獲得的空間很少，無力與驚恐反而是被鼓勵的情緒。

你們多數人不想超越情緒藩籬與個人邊界，因為這可能令你們**痛苦**。你們可能比較想唸一遍「阿布拉卡達布拉」（一個著名的咒文，但今日最常說此咒文的大概是魔術師），等著情緒消失不見。痛苦帶給你們感受；如果你們僅能感受痛苦，有時為了吸引你們這些頑固人類的注意，你們會**創造出痛苦**來向自己顯示自己的能力範圍，為自己帶來活力。如此一來，你們才能感覺到**活著的豐富性**。

接納並信任自己的感受

人類大多都害怕自己的情緒或感受中樞；他們害怕去感受。無論自己感受如何，**請信任自己的感受**。相信它們會帶來收穫，相信你們感受的方式能帶來領悟。你們都是既想參與，同時又希望脫離生命；你們說：「就讓我待在這裡，成為一個強而有力的人，但我不想感受或參與得太多，因為太傷人了，我會因此萬劫不復。我不信任生命。」

當你們不怕去感受，能夠不加評判地允許自己去感受一切時，就能獲得莫大的突破，因為你們已經能駕馭感受，進入其他實相。有些人害怕去感受並參與這個實相（遑論進入其他實相），這是因為你們並不信任自己的感受。如果你們希望加速演化，就要潛入帶來感受的事物。請停止迴避情緒問題，以為這樣才能掌控自我；請潛入事物的核心，再看看你們能否掌控自己。

你們並不是不知道如何去感受，而是**害怕自己的感受**。你們不知道要如何處理那些浮現的感受，它們帶來某種內心的無力感，所以你們將感受與「噢，不好，我搞砸了」的感覺連在一起。你們的信仰系統有一道邊界表明，當情緒性的事物出現，帶來痛苦或憤怒時，那就不是好事。現在，就是你們停止繼續拐彎抹角地避開情緒的時候了。

憤怒是有目標的。你們所有人都希望和它了斷：想把它統統掃到地毯下，表現得那好像不是好事那般——你們的確表現得那好像是一把爛青菜，要丟到後院埋起來，彷彿它沒有目標可言。我們想強調的是，恐懼是有目標的，憤怒也是有目標的。如果你們能准許自己表達並體驗恐懼，而恐懼又會導致你們表現憤怒，那你們就能有收穫了。拚命避開恐懼與憤怒的人，以及內心害怕這類感受的人，要透過這類情緒學習的地方還很多，它們是能**讓你超越個人身分與行為邊界的技巧**，而你們害怕的正是這種體驗。

大多數時候，你們只是希望自己被接納。你們認為如果自己做某些事或有某些感受，那就沒有人會喜歡你們，所以你們不允許自己擁有那些感受，而那就是憤怒產生的原因。你們之所以憤怒，是因為你們對自己能做什麼、不能做什麼有所評判。如果你們不允許自己去感受，那就無法從中學習。**感受能將你連接上生命**。

感受在人類身上有各種目標，我們鼓勵所有人務必去信任、培養、仰賴你們的感受。要了解，你們的感受是進入多次元實相的門票，如果你們是認真要參與戲局，就必須進入那些實相。在多次元實相中，你們會學到如何保持同時聚焦於形形色色的自我版本。感受能帶你們進入這些地方，尤其是你們信任的感受。你們許多人會懷疑並想要支配感受，你們不允許某些感受出現，或者在它們出現時加以評判，而非**觀察它們能帶你們到哪裡去、能給你們什麼**。

由於你們恐懼，所以不讓自己去體驗那種感受，你們立起一道寫有「如果前進就有壞事」的牆；你們踩住了煞車。

事實上，恐懼終究會爲你們成長領域的經驗帶來能量，因爲所有思維都是依背後的情緒影響而成形。

因此，有時最好的作法是乾脆地說：「搞什麼，去就對了。我不再抗拒。」然後實地面對，不再擔心自己位於感覺中樞的中央。如果你們打算進入感覺中樞，但永遠要大權在握，那就無法讓自己乘著情緒打破邊界與信仰體系的必要活動範圍。

憤怒是有目標的，憤怒並非無的放矢，痛苦也是其來有自，它們都能帶給你們收穫。你們可以發出意向進入自己的感受中樞，在探索各種機會時，學習如何在那裡歸於中心（centered）。

如果你說「我要在那裡歸於中心」，這聽起來像是你不准許自己在其中活動。請反過來，只要發出歸於中心的意向即可。**歸於中心並不意味著事物不再波動，而是允許事物波動。**會載舟還是覆舟，全看你們是否允許。你們乘著小舟，然後在風平浪靜或大風大浪中離開事件。你們的情緒不僅是他人的食糧，也是自我的食糧——這是你們滋養自己、創造身分的方式；這是透過情緒產生的頻率，即你們的身分。情緒餵養著你們，也促使你們發出存在的呼號。

透過感受攀上通往多次元自我的階梯

正因為你們不想面對，所以你們日後都將處理自身的每道邊界。你們喜歡說：「金色星塵啊，請消除我身上的一切限制，轟！我自由了！」理想中，事情就是這麼簡單，而那是想繞開並迴避感覺中樞的經典例子。你們的某些情緒信念或感受協助你們在自身之外樹立邊界，因此要打破邊界，就必須先處理讓它們出現的情緒：你們是透過情緒體連結靈性體。你們或許想繞過困難的部分，但你們必須藉由感受找到出路。

你們想將麻煩事掃到地毯下，並說：「我不想管這些事。」但**麻煩事正是你們的珍寶**。儘管發現自己有十萬一千道邊界，也不要因此灰心喪志，只要說：「好有趣喔。」請看看自己設下的邊界，與其咒罵它們，只要善加觀察，也許就能發現它們是怎麼來的。請看看它們服務的目標——你們都是到哪間雜貨店買那些物品？

你們一旦承認、認出，並願意釋放某些東西，它就會動搖；你們攀附著它，或心懷恐懼，或想成「我喜歡那個邊界，對我來說很有用」時，就是在畫地自限。

你們必須學習**喜愛自己的情緒**。只要你們描述一件事困難，就是在使其變得困難，不是別人讓它變得困難的。你們抗拒並評判由此而來的改變，你們不知道發生了什麼事，於是希望掌控事態；掌控是非常方便、近便的東西，但必須用在對的地方與對的時間，就如同快乾膠——把快乾膠塗錯地方可不是什麼好事，你有沒有把雙手或嘴唇黏住的經驗呢？你們必須學習以使用快乾膠的方式來行使「掌控」。如果快乾膠沒弄好，會黏住自己，動彈不得；掌控亦是如此：你們會陷入其中動彈不得，它會將你們黏在不需要黏著的事物上。古老的人類模式或現存範式會這麼說：「你必須掌控。」但你們必須精挑細選，自己決定要掌控哪些事、不掌控哪些事。

身為光之家族的成員，你們正在覺醒，**你們需要自己的情緒**。你們必須與自己的情緒為友，因為透過感受，你們才能攀上通往多次元自我與十二脈輪體系的階梯，探索自己的發現；透過感受，你們可以辨別是否正在發生某事。發生某事時，如果身體並未接通感受，邏輯心智就會自我脫離。感受註記著頻率變化；邏輯心智並不註記頻率變化。

你們正覺知到頻率的變化；你們正在引導下改變生活的諸多部分，並放棄許多事物。請勿抗拒改變，並因為不知道前方有什麼，情緒似乎又擋住了路，而感覺自己失去掌控。情緒只是想為你顯示某些事；你們不喜歡，是因為你們認為情緒會干擾或令你們尷尬。

聰明起來吧。下次你們進入這類情緒處境時，要立刻告訴自己：「好，我知道發生了什麼事；這次我不會陷入了。我知道這裡有我可以學習的東西，有我可以改變的東西。我相信我有指引，我照著藍圖走，所以我會不加以評判，順勢而為，看看能從中獲得什麼。我要求自己的所有改變都在喜悅、安全、和諧中到來。那是我的命令，我發出意向，在我演化中的一切莫不如此：我會體驗到喜悅、安全、和諧。我會跟著能量走，看看哪些事為我改變，而我又需要放棄什麼。」

◎ 疏通被斷絕的情緒體

如果記憶並非完整無缺、也未培養內在信任的話，你們就會封閉自我，因為你們雖然已經準備好改變，卻不了解發生了什麼事——讓人們信任並操作自己的感受中樞是至關緊要的事。

> **當某個「東西」啟動了你們的感受中樞並使你不適，請面對那些不討喜的感受，那是你們的本質。這些感受是你們的珠玉、寶藏、寶石，能讓你們從中理解自己的身分。**

這些感受是你們的跳板，你們永遠離不開感受，你沒有辦法掃開它們並說：「呸，我不喜歡當時的我！」然而，你可以改變以那種方式感知實相的「你」。當你們持續覺知、對自己的身分有更寬廣的理解時，可以回顧在那個地方的那個實體，對你們當時的樣子產生全新的領悟。這個過程是持續不斷的，你們會開始在彼此身上看見這點。

當朋友們經歷他們的「東西」時，請給予尊重，但**不要捲入其中**。如果他們衝著你來，那麼就去面對，但不要幫助他人延長劇情。越過那些「東西」的時候已經到了，請不要一年三百六十五天都在上演百老匯戲劇。我們建議你們將自己的故事說出來，一遍、兩遍、三遍，這樣就夠了。不需要向每個人道出一切，因為別人也有自己的「東西」要處理。現在，你們明白了嗎？**當你們持續談論自己的「東西」**，**就會錯過重點**，因為你們一直在「談論」，沒有去「做」、去「看」你們需要告訴自己的事；你們告訴每個人自己發生了什麼事，這不過是為了引人注意，但你們不需要這麼做。

事件是持續不斷的，你們永遠無法真正了事，因為它們是你們的「東西」。如果此時有某事令你們痛苦，我們保證日後你們還會碰到類似的情況，屆時你們會獲得**前所未有的同理心**，能以截然不同的觀點來看待情況。

現在出現的，是本來阻擋你們感知實相的事。它們是情緒體的一部分，過去你們情緒體的通路系統被斷絕，導致資訊不能流通，你們因此感到痛苦，並將那種情緒上的痛苦轉譯到外在的肉身。我們建議你們所有人**接受體肌療法**。體肌療法簡單說就是將能量從宇宙之外帶進體內，使其與心智體、身體、情緒體、靈性體融合，使能量網格安頓其中。當能量網格安頓好，你們不再阻擋細胞記憶，允許能量進入身體時，能量就能透過脈輪給予身體數據。

你們若害怕或關閉自己、責怪別人，或是否認一切的話，就會卡住，那麼即使光湧進你們的身體，也沒有適合的網格可接收。你們會變得一團混亂，其他人都想敬你們而遠之，因為你們散發著混沌。混沌是很好的地方；只要你們**不永久待在那裡**，混沌沒有什麼不對。

當你們否認情緒時，就是在要求心靈發生天翻地覆的大變動；當你們允許這裡有龍捲風，那裡有颶風，或是某處出現小型的火山爆發時，就是允許情緒自由表達，如此一來，它們就不會在個人環境中四處肆虐（否認情緒會造成更大的心靈變動，允許情緒自然的小爆發，反而會換來心靈的平安）。

感受將你們連接上自己的人性；感受將你們連接上自己的情緒，而情緒在這個生存場域連接著靈性體。我們的意思是，**情緒或感受是在這個實相生活的關鍵**。有許多實相的存在是沒有情緒的，但在這個實相，情緒是你們最大的稟賦。如果你們在今世拒絕了情緒自我，那麼最好了解，你們已經擱置了情緒。如果你們不準備成為情緒自我的一部分，那就永遠無法參與我們所說的戲局，你們僅能成為芸芸眾生，看著電視，心裡再三感覺自己是受害者。如果你們在情緒體內感覺痛苦，請自問為何你們相信那裡會痛？那個痛有何目的？你們為什麼選擇透過情緒製造痛苦？為什麼不選擇創造喜悅？一切都看你們的選擇。我們只是要提醒你們這點。

昴宿星人留給地球人的靈性成長指南

- 你需要情緒來連接靈性自我。靈性體是超越肉身限制的存在，所以你需要情緒來理解非實體事物。
- 感受能將你連接上生命。請信任、培養、仰賴你的感受，相信它們會帶來收穫，相信你感受的方式能帶來領悟。
- 當你不怕去感受，能夠不加評判地允許自己去感受一切時，就能獲得莫大的突破，因為你已經能駕馭感受，進入其他實相，並進一步學習如何保持同時聚焦於形形色色的自我版本。
- 恐懼與憤怒，是能讓你超越個人身分與行為邊界的技巧——你不該避開。
- 有時最好的作法是乾脆地說：「搞什麼，去就對了。我不再抗拒。」

- 你的情緒不僅是他人的食糧，也是自我的食糧；情緒餵養著你，也促使你發出存在的呼號——你不該拒絕情緒。
- 你的某些情緒信念或感受協助你在自身之外樹立邊界，要打破邊界，就必須先處理讓它們出現的情緒。
- 你必須學習喜愛自己的情緒，你必須與自己的情緒為友。
- 情緒只是想為你「顯示某些事」；你之所以不喜歡，只是因為你們認為情緒會干擾或令你們尷尬。
- 當某個「東西」啟動了你的感受中樞並使你不適，請面對那些不討喜的感受，那是你的本質。請觀察它們能帶你去哪裡、能給你什麼。
- 當其他人經歷他們的「東西」時，給予尊重但不要捲入其中；如果他們衝著你來，那就去面對，但不要幫助他人延長劇情。
- 你若害怕或關閉自己、責怪別人，或是否認一切的話，就會卡住；混沌其實是很好的地方；只要你不永久待在那裡，混沌沒有什麼不對。

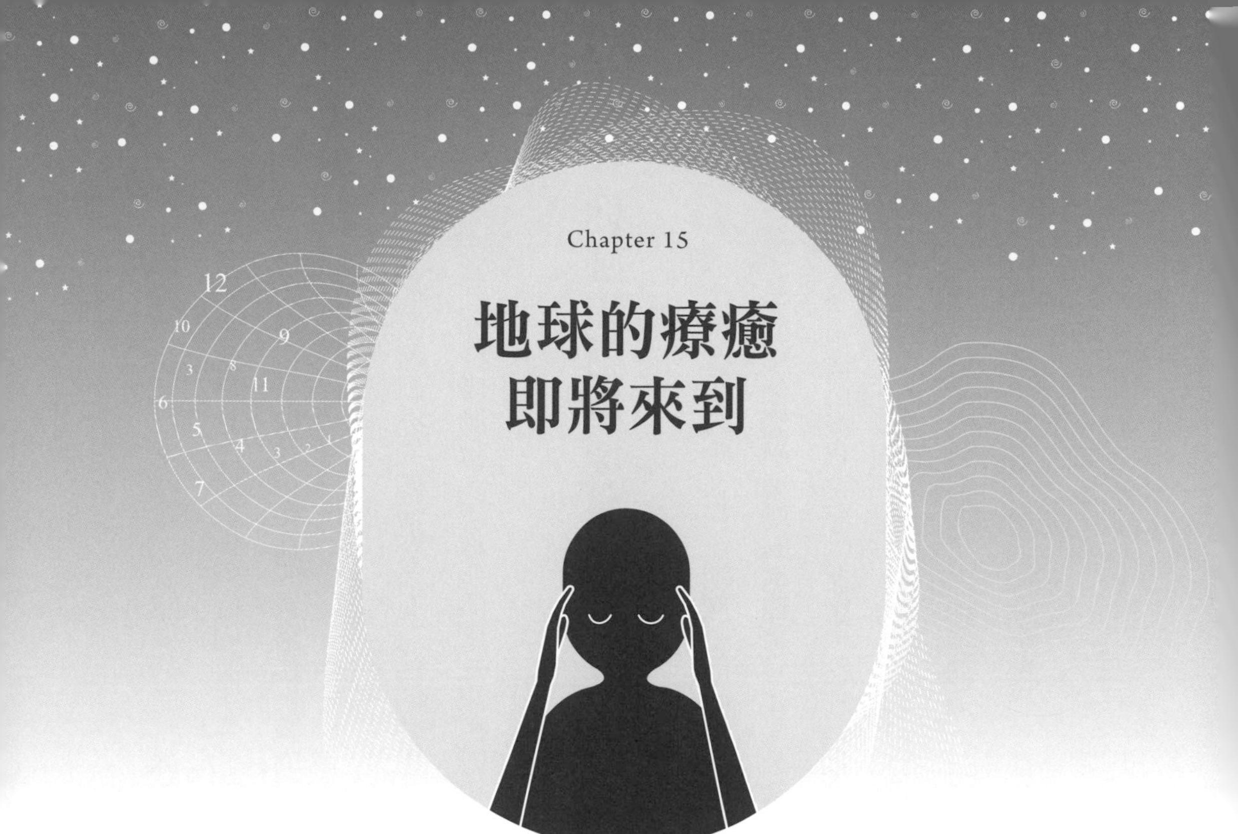

Chapter 15

地球的療癒即將來到

你們對於發生在地球上的事愈來愈有警覺，因為媒體早就在報導這類故事，事實上，它們已經存在好一陣子了。你們要知道，地球之所以允許你們在它的表面與內部製造破壞，為的是教人類懂得負責——當人類的所作所為超過限度時，地球就會以一切必要手段教導人類物種了解如何妥善照顧家園，讓你們這些居民獲得更大的教誨。

美麗的地球是一座深不可測的寶庫，崇高無比，吸引了太空中遙遠的存有前來欣賞它的美。我們希望你們感受到那種美就在你們內心，並讓它在自身的存有中搏動。你們能讓那種美進入自身內在，就能從深處受撼動，而能以物種的身分號令，把美化地球當作第一要務。我們希望將這個意念植入你們的內心，你們才能覺悟到自己對地球的責任。我們已經喚醒了你們內心對自我的責任，你們正走在成為最佳自我的路途上；我們恭賀你們。現在，**你們要對地球負起什麼責任？要如何盡責？**

我們已經教你們如何在所有可能的時刻命令自己做出最佳表現。既然地球是你們的家，現在你們要如何延伸這股能量，以你們的所知來影響這顆星球呢？

你必須對地球負責

你們有多少人走在自家地產上的時候，認為它是一片聖地，也該讓地球知道你們有多珍惜它呢？那類溝通能讓你們與美麗的地球締結良緣，請以行動展現緣分：請看看你們的垃圾，看看你們扔掉的東西，看看自己沒有意識到什麼，它正是我們要求你們對自己負責的精確反映；請檢視你們的思維，檢視凌亂散布在心靈中的垃圾——我們教你們的事，在在能延伸到地球上。

無論你們去到何處，請與地球溝通，讓它知道你們正在覺醒：你們必須將自己想成一束光線；無論你們是走路、開車、坐飛機還是參訪，都會帶著這束光線。當光束在地球各處日益增加，最後就會形成眩目的宇宙光波。

這個世界正處於癲狂前的減速狀態，你們可以**有意識地對地球付出更多關懷**，讓這個步調進一步減緩。此時地球上的意識，尤其是美國的意識，主要認為有一片漂亮的草皮才是地位的象徵。為了擁有一片無與倫比的漂亮草皮，你們大噴殺蟲劑與化學肥料，好讓草皮看起來猶如一張可擺在客廳的地毯。這種價值體系是來自何處？其中有什麼道理可言？這個價值體系的道理是，有人要從某項產品賺錢，所以用行銷攻勢給予產品合法性，讓別人買下。

請與地球溝通，聆聽它，讓這顆美麗的星球教你們如何和諧生活。這段過程會很緩慢，你們不會一夜之間就懂，請聆聽地球說：「聽著，你喜歡有人倒殺蟲劑在你們的皮膚上嗎？」你們將殺蟲劑倒在地球上時就是如此。

> **地球是有情的存有，或者多個存有的集合——構成地球的有情存有之所以形成這個意識群，是出自於對這個意識整體的愛，以及渴望體驗「成爲意識」的家園。**

這就有如你們也是皮膚上和體內一切細菌與活物的家園，你們與它們相輔相成。地球了解這點，為了成為孩子的好母親，它必須讓孩子學習自己的課業。當然，你們的課業與責任有關。如果你們想要某樣東西，就必須完成某些任務、負起某些責任來達成目標。**地球之所以允許你們在它的表面與內部製造破壞，為的是教人類懂得負責。**

當地球有難、人類的所作所為超過限度時，它會以一切必要手段教人類物種了解如何妥善照顧家園，讓你們這些居民獲得更大的教誨。出於對人類的神聖之愛、對地球之導師角色的神聖接納，它將教你們了解它自身的祕密與力量，以便你們了解如何合作、如何愛地球，而不會失禮莽撞。

無可避免地，地球很可能不得不做出一些大改變來吸引人類的意識，並指出他們的缺失：如果因為地球的一次變動，導致兩千萬人在一個下午消失，或許其他人會有所警醒。或許吧。

你們一再聽到關於地球變化的預測，有些人認為不可盡信，因為他們不認為那些事有可能發生在自己身上——儘管他們認為這些有可能發生在別人身上，或者出現在半個世界外的報紙上。

然而，如果那種變化出現在你家門口或鄰近城市，你們覺得如何？如果你們熟知的大都市開始瓦解，你們覺得如何？如果你們有天早上醒來，發現從紐約到華盛頓特區（開車約三、四個鐘頭的距離）的大地裂開一條縫，那會做何感受？要到那種程度，才足以稍微撼動你們嗎？才足以促使你們重新架構、重新訂定生活的價值嗎？

你們對於發生在地球上的事愈來愈有警覺，因為媒體早就在報導這類故事了，事實上，這類故事其實已經存在好一陣子了。環境保護者與自然資源保護者討論環境變遷已有數十年，但人們還是以為問題會自行修復。再說，環境議題並不能促進媒體銷量（或流量），就某種程度而言，人們也無意知道自己有多少責任——這樣的態度將自食其果；大多數人宣稱自己一無所知，以為問題的出現毫無來由。事情會因此愈演愈烈，我們預測日後將有多個國家禁止使用車輛。

此刻地球的教導或課題與許多事有關。隨著頻率改變，一切都會變動。當頻率改變時，就像你們搬出自己的屋子：整個環境都會改變。這類變化是設計來提升每個人的生命，讓每個人獲得更多安適與理解的空間；它們是用來使人類脫離範式，不再以十分狹隘的詞彙將世界定義成實體。

當你改變自己，同時也在改變地球

當人們藉由尊重地球的生命品質、讓生命品質成為人生的當務之急時，全球性的變動就會大幅減少。只不過，大多數人類（尤其是西方世界的人類）關心的是不同的生命品質：擁有多少電器、衣櫃裡有多少衣服、車庫裡有多少輛車，毫不關心這類物質製造對身為你們父母的有情存有（地球）造成何種效應。

“如果人類不改變——如果他們不改變價值觀，不了解沒有地球就沒有他們——那麼喜愛自我啟蒙並探索更高頻率的地球，將帶來一場大滌淨，使事物恢復平衡。”

讓許多人在一個下午消失的可能性是存在的，也許到了那時，每個人才會開始意識到發生了什麼事。一直有各種事件出現來刺激你們、鼓勵你們，使你們了解必須進行全球性的改變；草根運動在各地蓬勃展開。地球會發生什麼事，要看每個人是否願意改變而定。

你們在其中的責任是什麼？你們有多願意改變？現在不是坐而言的時候・更要身體力行。當你們致力於改變自己人生的同時，也自動促進了整個地球的改變。

地球正努力達成它的健全，此刻它感覺被剝奪了健全、榮耀與愛。地球愛你們，給予你們一展身手的地方；它是一個活生生的有機體。地球即將重建它的健全，並讓你們了解藉由愛地球來愛自己的重要性。請愛你們自己、愛地球，因為這是**同一件事**。

地球的變化對打破系統而言扮演著重要角色，它們會造成保險公司瓦解，進而造成許多其他系統瓦解。許多銀行業會將抵押品賣給保險公司，保險公司再投下重金投資垃圾債券業，只要多來幾場雨果颶風（一九八八年大西洋颶風季的最強颶風，影響大約二百萬人）或舊金山地震（一九〇六年的舊金山地震，是美國歷史上主要城市所遭受最嚴重的自然災害之一），再加上戰爭與地下經濟——你們認為那些系統還能持續多久？表面上，還沒有人討論這些事，一切似乎都還在支票於銀行間轉來轉去尚能過關的階段。因此，地球的變化很可能會以某種方式，用來造成那類瓦解；地球的變化也會帶來人性精神的團結與勝利，因為人人不分性別都會在災害發生時伸手拯救彼此，因而變得更加緊密。

如果有計畫地執行，現有的科技已經能把一切迅速清理乾淨。然而，由於人類物種仍未擔負起對地球的責任，所以這麼說並沒有意義。人類物種必須學習尊重自己的居住地——所有人都必須學習尊重自己的身體，因為沒有身體，就沒有你們；沒有地球，你們便無立足之地。**你們的身體和地球是你們的兩大禮物，也是你們最珍貴的資產**。理想上，你們要表現出某種敬意，去崇敬、珍惜、喜愛地球與你們的肉身存有，這會為你們的家鄉、你們的地產、與你們有關的這片土地還有你們的身體，帶來迴響。

地球較你們所以為的還要靈活，它在此是要來供給、支持你們的，這裡的動物也是要來與你們合作的。如果一切都以愛來進行，背後便有造物者的力量存在——以愛行事，就不會有人受傷、不會造成傷害。如果你們決定行為時需要指引，請詢問自己：「我是以最健全的自己在運作嗎？我是以愛來運作嗎？愛是我對地球、動物、我遇見的每一個人、我的一切所作所為的意圖嗎？」**如果你們在過程中愛著地球、崇敬著地球，就能使用地球的一切**。你們或許很難想像一群石油工人在鑽地前手挽著手尋求指引、獲得准許後才動工，不過如果先這麼做，事情會更行雲流水。你們會笑說，與不會回話的東西溝通是癡傻的行為，但如果業界、教育者和所有人都能先停下來，致力於促進所有相關者的最高健全與愛，自問是否不會對地球或自己造成傷害，那麼你們將獲得非同小可的接納，高度文明的計畫會就此啟動。這類覺知已經開始到來；此時已有許多人收到這類資訊。

許多人類不想站上前線，為地球的健全請命，因為害怕惹上麻煩。他們說：「搞什麼啊，我還要保住飯碗和人身安全呢。」

任何社會所能發生最不可思議的一件事，就是人人都不再安全的時候，勇氣會如一片剛種下種籽的花園般綻放，因爲人們再也沒有什麼可失去的了，人類會開始挺身而出。

千萬不要覺得自己的努力是一場空。

請運用心智的力量發出清楚的意向，表明你們想要什麼；請從非實體領域尋求協助，觀想你們想獲得的成果。

要了解，你們是創造自身實相的人，其他人也正創造著自己的實相。每個人都有機會在任何時候覺醒，當你們要理解任何事的時候，請從大局著眼。

「新地球」可能誕生

當有意識地去創造自身實相的人夠多，你們就會創造出一顆新地球——世界會實地一分為二。不過，這種分裂在二十年內發生的機率微乎其微，在這同時，地球很可能會數度受戰爭蹂躪；你們會碰上令你們大惑不解的太空事件，因為有些太空親戚想要公開釐清他們的身分。

經驗有好幾種可能性

地球正在邁向次元撞擊，許多次元或可能性會在近十年中彼此交錯。有些實相令人震驚，震驚的程度會依每個人要將意識推入另一種範式所需的程度而定；**震驚未必意味著毀滅，可能僅是一種改變你們如何看待實相的方法**。每當某事令你們震驚，你們就再也無法以前一刻的方式來掌握實相，你們會立即感受到那股衝擊，一切隨之改變。世界將歷經多次的震驚，不僅是國家層次上的震驚；我們談論的是全球的次元交錯，不同實相似乎會因此垮臺，但只有對某些人而言是如此，因為他們的實相本來就必須崩解。

可能性的概念是指，實相不只一個，你們自己本身就會持續透過思維進入其他實相。這並不是說你們改變了世界，而是你們改變了進駐哪個世界的選擇。這可以追溯到**世界並非實體**的概念——世界是由能量所建構，而能量是透過參與這個世界的人的思維而成形的。

地球與經驗皆有好幾種可能性，而且始終如此——可能有好幾個「你」正過著有別於你的不同人生呢。

你們是頻率與能量，你們依某個能量弦的節拍搏動，在其歌聲中化為存在，你們對此太過熟悉，以至於持續聚焦於經驗的某個層面。經驗來自許多觀點，而你們正在學習如何改變頻率與節拍，好讓你們察覺以往通常察覺不到的事物。

神經變化在你們體內的效應，正受到持續監控，那種重接或重組就如你們的神經系統從兩線道公路系統轉變為十二線道公路系統。發生這種變化時，**你們會獲得多個事件同時發生的記憶**。起初你可能會有點抓狂，因為你沒有可以接通那種記憶的地方。

舉例來說，將記憶往前推，你們可能會想起二、三年前的感恩節晚餐。然後突然之間，你們會想起某個先前從不記得的事件，它就發生在你們確實記得的感恩節晚餐的前後或同時。然後，你們意會到自己同時過了「兩個」感恩節。當神經系統進入新的搏動、身體的圖書館整頓好後，就會發生這類事情。光編碼細絲自我改組並傳播它所獲得的能量時，神經系統必須要能負載並予以轉譯。

形成新的實相

此時正出現能量的大幅極化，牽涉到眾多參與者及觀察者。來到這裡觀察的許多存有，也在此地進行干擾；他們來到這個時間帶是為了學習它們的「東西」，還有一些參與者一心想創造光輝燦爛的世界。

如我們所見，當可能的世界開始成形，地球上的人類會出現巨大轉變。雖然看似將出現大混亂、大騷動、各國彼此交戰、地震也更頻繁，一切彷彿都在崩解，再也無法恢復原狀，但正如有時你們改變舊模式、迎接新能量時，人生也會砲聲隆隆、震波不斷，地球也在甩開束縛，因此可以預期會出現某種**重新校準**或**調整期**。動物與魚類也彷彿要離開地球般，但牠們其實正移到新世界，在那裡成形。牠們的存在並未結束，只是移入新世界，等你們來會合。

就某種程度而言，要說明這點十分困難，因為它超出了三次元經驗。基本上，你們正在進入四次元；完成之後，你們會實地形成一個新地球，那就像你們大夢初醒，進入一個嶄新而美麗的世界。天空中充滿了觀察者，他們正在觀望，等著看你們如何做到，並且提供你們協助。對多數人而言，這場轉變似乎完全超乎一切可能，但對已研究過這股能量的你們來說，卻並非如此。你們都曾是**煉金術士**與**寺廟中的古代亞特蘭提斯人**，你們在其他時代的訓練已編碼在你們的存有中，你們已為這個關頭做好準備。

在地球變遷時期離開的人，是已經不再適合這裡的人，他們正在阻遏地球的和諧。當一下子有兩千萬人左右離開的時候到來，留下的人會出現意識的巨大轉變。當一大群人一起離開此地，會對留下的人的意識造成衝擊。

請務必拓展自我，開始在工作、睡眠、飲食的實相之外，居住於其他實相。醒著的時候，請讓你們的心智拓展可能性，讓各種意念來到心裡。意念是自由的；它們無所不在，也一直持續傳送到這顆星球來。

地球的啟蒙運動

當地球進行轉變時，不是每個人體驗起來都一樣。必須體驗毀滅的人，會將地球的轉變或旋轉體驗成毀滅，因為屆時他們已不再適用新頻率，而準備保持更高振動的人，則會體驗到頻率的轉變。因此，對某些人來說，這是他們所知的人生盡頭、天誅地滅的時刻；對其他人來說卻是狂喜的狀態。

> **一切可能性盡皆存在，要記得，你們生活在一個象徵的世界，它是你們思維的結果——外界發生的事代表著你們內在發生的一切。**

因此，如果世界瓦解了，那代表什麼呢？那代表內在也瓦解或崩潰了，以便創造出新的系統、新的能量。你們必須去愛並祝福社會內的種種變化，不要恐懼或焦慮事物的樣貌，這點至關緊要。你們的任務是**進入知的振動**，連理智也不需要，要明瞭在每個事件中，都有大靈發揮作用及你們提升的機會。你們是一個懶得出奇的物種，將力量給予任何替你們做事的人——無論那是你們的老闆、妻子，還是丈夫。你們一再將自己的力量給予他人，為了讓你們轉向自己，你們需要一些事件來擔起人生的責任。**請祝福來到地球的變化**，在這些事件中信任自己，相信你們清楚發出的意向能顯化，你們會發現自己面臨試驗。你們會說：「我是受害者嗎？我身邊的世界正在瓦解嗎？還是說儘管一切看似分崩離析，但我周圍的世界是在自我提升？」

你們可以抱持的一個重要的中心信念是，你們會在正確的地點、正確的時間，做正確的事。請發出意向，表明你們將處於正確的地點與正確的時機——**不僅要發出意向，更要有所知**——你們就會獲得指引。也許連找都不用找，就會有一片土地或一段與人的因緣來到你們面前，屆時你們會辨認出來並說：「這是給我的，我會接受這個機會。」

無論你們相不相信，未來你們許多人會在多次轉世中的某個時刻——或者說可能有那麼一刻——關上你們如今的世俗生活之門。

你們或許會實際捨棄房屋，只帶幾件物品就離開。現在看起來不可能有這種事，對吧？你們內在會有某個聲音說：「老天啊，這世界發瘋了嗎？我還有什麼價值可言？我如果要活下去，如今最重要的是什麼？」大靈會在此時前來指引你們，告訴你們要活下去、最重要的事物為何——那可能意味著僅帶走少數財產。

有些人確實會在今生的某個時候站在自家門口往裡頭望，覺得一切都毫無意義，因為最重要的是你們的靈性價值與生命。所有物質財產與收藏物品，對你們日後的成長而言毫無意義，你們可以想像會促使你們行動的是哪些事件嗎？那將是非同小可的事件。

要記得，**演化**是人類的命運。我們保證，你們今日所知的生活在未來將不復存在；你們所知的世界，你們所知的實相，種種舒適、規劃、假期，你們所做的一切，未來都將不復存在。你們來此是為了自身的個人演化，那種演化要如何遍布全球是一件頗有意思的事。我們談論的不是幾十人的演化而已，而是整個物種的演化。日後將出現一些必要事件來促使人們覺醒，那便是為什麼你們要拿出勇氣生活、拿出勇氣活出你們的光，因為那是給你們的**挑戰**。

我們建議所有人發出意向，讓美國原住民的教導來到你們身邊。請開始透過汗舍（sweatlodge，美國原住民舉行儀式的小棚屋）、擊鼓、舞蹈等探索它們，這會喚醒你們身上的許多事物，教你們更深入了解地球。你們有儀式的編碼；當你們執行儀式時，身體會開始憶起自己的身分與所知。

如我們所見，**社群的影響力**將會日益增強。它們會在二十到幾百公頃的土地上林立，有的甚至僅小到十公頃左右，裡面住有三十到一百人，這些團體成形是因為其成員都對內在的知做出了回應。日後會使用在這類社群中的新科技，將是以愛為基礎的科技。

科技沒有錯，今日地球使用科技的主要缺失在於，它用科技來分化、操縱、掌控人們，而非提升他們。**以愛為基礎的科技則是關鍵**。許多人會獲得不知從哪裡憑空出現的大量科技資訊，你們或許會獲得某個發明的資訊，但對自己要發明什麼仍毫無頭緒；你們或許得將它傳給別人來落實，人們會齊心協力使這個新技術出現。

意識演化有一部分包括**使意識彼此團結**——而非保持分離。如此一來，當某人有一個點子時，另一個人或許就能予以顯化，再讓別人負責銷售。我們見到的是，日後將出現擁有各項發明的龐大地下市場，這些發明永遠不會出現在傳統市場上，因為如果別人知道你們擁有這些本領，就會消滅、除掉你們。這些地下科技會在社群間大量交易，為你們帶來各種助益。

與一群深愛地球這片土地並能獲得其回應的人合作，是你們今生最有收穫的經驗之一。深愛這片土地並讓地球知道你們所追求的目標，地球便會滋養並照料你們。那就是關鍵所在。

昴宿星人留給地球人的靈性成長指南

- 請把美化地球當作第一要務。
- 無論你去到何處，請與地球溝通，讓它知道你正在覺醒。
- 請與地球溝通，聆聽它，讓這顆美麗的星球教你如何和諧生活。
- 當地球有難、人類的所作所為超過限度時，地球會以一切必要手段，教人類物種了解如何妥善照顧家園，讓地球居民獲得更大的教誨；相對的，當人類藉由尊重地球的生命品質、讓生命品質成為人生的當務之急時，全球性的變動就會大幅減少。
- 當你致力於改變自己人生的同時，也自動促進了整個地球的改變；請愛你自己、愛地球，因為這是同一件事。
- 你要表現出某種敬意，去崇敬、珍惜、喜愛地球與你的肉身存有，這會為你的家鄉、你的地產、與你有關的這片土地和你的身體帶來迴響。
- 請抱持著一個重要的中心信念：你會在正確的地點、正確的時間，做正確的事。

- 請拓展自我，開始在工作、睡眠、飲食的實相之外，居住於其他實相。醒著的時候，請讓心智拓展可能性，讓各種意念來到心裡。
- 你必須去愛並祝福地球、社會內的種種變化，不要恐懼或焦慮事物的樣貌，並在這些事件中信任自己，相信你清楚發出的意向能顯化。
- 日後將出現一些必要事件來促使人們覺醒，那便是為什麼你要拿出勇氣生活、拿出勇氣活出你的光，因為那是給你的挑戰。
- 深愛這片土地並讓地球知道你所追求的目標，地球便會滋養並照料你。
- 請發出意向，讓原住民的教導來到你們身邊，透過儀式、擊鼓和舞蹈探索，這會喚醒你們身上的許多事物，教你們更深了解地球。
- 使用科技必須以愛為基礎，而非用來分化、操縱、掌控人們。

Chapter 16

你是領先時代的異端

讓你們相信「人生有限制」是計畫的一部分，如此你們才能與不知光為何物、一輩子都相信有限制這回事存在的人類產生關聯。因此，你們潛入沒有光的社會，遺忘你們的光，以便與世人有所關聯。現在，已到了將那個世界整合到你們所代表的光與靈性之多次元世界的時候了……

一九六〇年代是準備的時代，蘊含著你們最初的覺醒，顯示新範式能從中誕生，你們在那十年中突然遠離了舊世代的價值觀。一九六〇年代充滿了各種事件，例如和平運動、身體表達的運動，後者支持你們正視身體，以充分的意識接納並分享情慾——脫下衣物，而非如老一輩所做的，隔著層層衣物發掘身體部位。意識從這些事件誕生，和平與自由的意念覺醒——那是幼稚園階段。

異端的覺醒之路

一九九〇年代是將靈性運動帶來地球的時期——不是零星散布，而是遍布全球。整個行星都在覺醒，我們周遊全球，可以告訴你們，每個角落都有和你們一樣的人。你們代表的光之團隊已確保各處都有根基，因為到處都有光之工作者，你們正要打出一片天地。

靈性運動是一種**遠離物質主義**的運動。過去多年來，許多人非常認真塑造自己的身體，使身體回春、健身，讓身體美上加美，但那僅是讓你們**進入靈性的準備**。靈性場域是非常令人興奮的地方，其中有更多彈性：有許多地方可以旅行，可以進行一場場的大冒險，而且沒有任何限制。

物理現實對你們來說之所以令人挫敗，那是因為你們完全聽信了「人生有限」的那套說詞，你們買帳是因為你們同意這麼做。讓你們相信這些限制便是計畫的一部分，如此一來，你們就能與不知光為何物、一輩子都相信有限制這回事存在的人類產生關聯。你們即將在電磁上改變地球——也就是重新接線——讓所有其他存有能再次接通資訊；唯有你們**設身處地**，才能做到這點。

如果你們來這裡時，記憶庫是開放完整的，那你們要嘛根本不會想留下，要嘛就是無法了解其他人類。因此，你們潛入了沒有光的社會，**遺忘了你們的光**（或者成年後能依稀想起），以便**與世人有所關聯**。現在，已到了將那個世界整合到你們所代表的光與靈性之多次元世界的時候了，如此一來，地球的價值與設計才能開始徹頭徹尾轉變。

異端是領先時代的人；來到地球的異端概念，日後總會被證明是傑出卓越的。因此，要有勇氣；這些新觀念被嘲笑只是表面上的。你們必須記得，在非實體領域有許多活動協助著你們，儘管每個人有自身的藍圖與演化計畫，你們仍都是全球藍圖與全球意識的一部分——你們正點燃那張全球藍圖，喚醒他人。

當你們學習攜帶並傳播資訊時，會**一波接一波**地覺醒。如果每個人都同時覺醒，那情況會混亂不堪。覺醒必須在你們有能力處理時才出現，如果一下子有太多光進入元件，它會無法處理而短路；如果電流沒有調配好，便會毀了身體——你們會看見這點。你們將看見某個與神經系統及記憶有關的疾病在全球散布，因為人們處理不來那股能量，他們會嚇得魂不附體。他們或許會發現自己的多次元部分，然後以為自己瘋了，他們會執拗地保持沉默，不讓丈夫、妻子或孩子知道這件事；人們會因為這股能量而把自己逼瘋，因為他們無法了解它。

神經系統是打開古代之眼的關鍵，這點我們再強調也不為過——打開古代之眼，你們才能看見並憶起自己是誰、來自何處、去向何方。神經系統必須有能力將電流接進身體，轉換高能量（即意識），使其適合進入體內，讓身體以這股高能量滋養自己並演化。這是此刻實際發生的事。

這就好比你們懷裡有個新生兒，你們餵他吃某種嬰兒食品，強迫他在一年之內從一天大的嬰兒變成三十歲大的成人——接下來，你們身上就會發生類似的事——那個新生兒會在一年內長成三十歲。請想想那個孩子必須做哪些事，他的身體得要如何整合，才能如此飛快的成長；請想想他的器官、功能與荷爾蒙。

尊重他人的覺醒進度

由於你們是用心的光之承載者，你們的氣場有某種開口，那是光柱所帶來的，如此一來，守護者才能到此擔任守門人，以便管理你們能處理多少能量。

即使你們的智能、心智、自我或許會說「多一點，多一點，再多一點」，但守門人知道，因為你們是光之承載者、身負某個任務，所以你們不能迷失。也就是說，除非你們執意走向個人毀滅，繞過所謂的最高意志而進入自我意志，否則你們不能迷失。

神經系統是體內的公路，其速度，則取決於你們處理那源源不絕灌入細胞的數據的速率。許多人仍然在清除存有中的黝暗洞穴，這些洞穴可能是來自今生（可上溯至童年時期），不過，在有些人身上，這些洞穴則是來自前世。你們許多人踏上這段旅程已有二十五或三十年，其他人則是才剛踏上旅程而已。

> **不是每個人都得耗費同樣的時間。耕耘了三十年的人是領路人，設立了讓新加入者能感覺到的振動頻率。新加入者不需要尋找並發掘新頻率；地圖已經畫好，也已經進入了你們的身體。**

你們都需要彼此，讓你們同心協力是最迫切的事，若不如此，就會一再創造出亞特蘭提斯（這個傳說中高度發展的古老文明據稱於西元前一萬年遭大洪水毀滅）和所有其他大毀滅，因此**和諧**是必要條件。

未來會有一段時期，許多人會與大靈合作，散布頻率，並協助他人理解發生了什麼事。覺醒的浪潮將持續，靈性會變成在地球上存在的一種方式。這是給地球的計畫，來自最初造物主的創造性宇宙射線正要進入你們的銀河系邊緣——先移動到地球來，這便是能量在此大量雲集的原因。這些能量想參與這裡的轉變，以預先為其自身的銀河區域與宇宙存在的轉變做好準備。

大轉變正要發生，當然，你們要如何面對，一切操之在你。我們說過，你們的世界將一分為二，而追隨著光的人會在光的世界。**分裂已經開始發生**，有些實體希望運用代表光的更高振動場，有些則希望運用代表恐懼、黑暗、混亂、掌控、紛擾的較低振動場，兩者已開始對立，選擇不同陣營。

選擇較低振動場的人會說你們是巫師或魔鬼，因為你們代表著他們不了解的事物。你們代表著改變，而你們必須記得，**大多數人對改變都恐懼得要命——人類意識的一個奇妙特點就是執著於穩定。**你們完全相信穩定是可追求的目標，所以你們為此奮鬥；你們認為：如果沒有穩定與安全，那要如何自處？你們或許會不再存在，或許會因此毀滅。

我們談論的是你們認識的許多人，甚至是你們的家人。你們將需要培養出大量耐性與同理心來因應那些人，他們雖然感覺到這股能量，卻不想做出有益於自己的回應。**你們必須放寬心胸去允許——**甚至允許他們毀滅自己，如此他們才能學到生命的價值。

儘管人類尚未有意識地覺知到，但你們的最深處明白，你們在不同存在之間移動以蒐集經驗，為的是使靈魂了解並處理數據，以提出對某個實相的觀點。某天你們將有能力掃視自身靈魂的各段生命與存在，將靈魂的能量如水晶般捧在手中，看著其不同面向與光芒，感覺並知悉其身分。當你們能對靈魂做到這點，它就能與其他智能形式相連，雖然它目前尚不了解，但它是那些智能形式的一部分。

你將轉變為光之年代的光之生物

我們正在拓展你們，希望你們徹頭徹尾地混亂，這樣你們才會獲得能量，並以好奇心帶自己進入你們連想也沒想過、甚至從不知道其存在的區域。這就是我們的意圖——讓你們進入更高境地，以勇氣、幽默、信心創造身分的新秩序。

一切事物都是頻率，如果你們知道自己演化的速度有多快，或許會想坐下來抱著頭說：「我做不到。發生的事太多了！」你們拉上防護罩，假裝什麼事也沒發生般地生活，但同時你們正在各式各樣的變化下持續升級，逐步靠近更高次元。請思考並感受一下自己在一段人生中要達到什麼目標，在接下來幾十年，你們會從密度高的物理生物轉變為**光之年代的光之生物**，你們想像得到那是什麼模樣嗎？你們所做的一切，就連吃披薩等行為，都會以一種神聖完美的方式將你們帶到那個地方。在某個時候，你們會了解到你們參與的每個事件及整體健全的重要性。

在電影《小子難纏》（The Karate Kid）中，主角學空手道學得很不耐煩。他找到了一位師父，卻以為自己還沒找到。他被吩咐去做一堆他認為只是浪費時間的事，他並不明白，他學習的每個部分將構成一個更大的整體——你們就像這個主角。所有部分都將聚集在一起，但因為**自我的視野不足**，此時你們還不了解它們會如何構成更大的整體。你們將獲得任務，並在日後發現，你們所追求的一切都將歸你們所有——這是好消息。

保持覺知，放手休息

請保持覺知，學習辨認自己的意志是否**篡奪**了神聖意志與神聖計畫——當你們不是從常理、直覺進行運作，就會把自己逼得太緊。請看著鏡子裡的自己，看清自己的模樣，並看進自己的雙眼，因為

眼睛是整個肉身的指標。你的眼睛清澈嗎？你能清楚回望自己嗎？你的臉是否佈滿皺紋？是疲憊不堪或一臉平靜？你的身體感覺如何？你能安安靜靜地坐著嗎？你能挺直身體嗎？還是非得懶洋洋地癱坐不可？你是否因為把持不住體內的能量而手足無措？你的身體總是在手舞足蹈，因為不知如何自處？你的手指是否永遠都在這裡敲敲那裡打打，或者你老是在抓咬皮膚？可以觀察的指標很多，你們可以四處張望，看看哪些人還無法整合能量。

一旦你們將這股能量帶進體內，並能維持得宜，身體就會開始感覺輕盈：皮膚會煥發活力，或者頭髮會閃閃發亮——頭髮是健康的好指標。當然，常理是你們最好的相處良伴之一。常理會顯示何者為對，何者不對。

有時你們會體認到能量太多，而無法平心靜氣、歸於中心——這**遲早會發生**在每個人身上。在某些方面，你們會感覺事情太多：要計算的數據太多、要談話的人太多、發生的事太多。發生這種情況時，你們必須將自己想成一件家電，把插頭拔掉。好比你是一個烤麵包機，只要拔掉插頭，就能停止使用了。在那種時候，你們最需要的不是別的，就是**休息**。有些人會在不同時候需要大量睡眠，你們會認為自己變懶了而苛責自己嗎？只要承認確實有這需要即可。有時有些人會希望睡上十八個鐘頭，那就去做吧，那是必要的。你們並不清楚自己睡著時走過了哪些地方、對肉身做了哪些事——那是你們拔掉插頭脫離這個實相，到其他實相重新充電並受教的時候；不同實相間的橋樑將開啟，你們會大開眼界，開始看見並傳布這類記憶。

從在肉身中運作，到讓意識獲得揚升

你們到中國餐廳會點中國菜，不會點漢堡；到義大利餐廳則會點千層麵。這間稱為地球的餐廳有一個物理實體，所以你們也必須如此運作——**在肉身中運作**。

我們的用詞很簡單，這樣你們才能了解。這些比喻有多可笑都不要緊，因為我們只是希望你們了解重點。所以，你們來到地球餐廳，占據一個地球身體，因為這裡僅能以肉身行事，沒有其他事物能供你們使用。你們將為地球餐廳帶來新菜色——那些菜色過去曾定期接受試驗，證明確實有效，但只在幾個零星地點試驗過。

要記得，地球在遠古以前就被封鎖了，地球本來創造出來的樣子是一回事，經過幾百萬年的存在後，它已經完全脫離了本來的軌道。許多人**一再**化為肉身來此，但卻打從內心感到沮喪，因為每次回到這裡，你們都帶著要闖出一番名堂的意向，但當中卻有一半的時間你們都忘了自己所為何來。

有些人能在地球上達到大師境界，讓自己透過揚升（指靈性發展已達到可以脫離肉身輪迴、升入更高次元的程度）的過程脫離這一切，其他人則吶喊著希望能結束這種與其他宇宙社會隔離或孤立的狀態。由於你們及地球上與周圍的眾多存有的努力不懈，如今這個時代誕生了。

你們從生命的所有管道獲得協助，但其他人**無法為你們代勞**，因為依你們對生命的設計，人類物種必須**自我驅使與演化**，才能獲得力量。過去，你們當中所知的淵博者決定化身為人類，希望藉由**樹**

立榜樣給無法自力達成目標的人看，以賦予這個物種力量。今日你們傳布自身身分的同時，也創造出新的存有通道；你們聚在屋裡進行傳訊時，會要求我們多在過程中提醒你們、鼓勵你們——有些人發現沒有這種鼓勵，自己就無以為繼。我們了解這點，我們就是為此而來，大多數時候我們對你們充滿耐心，希望給你們機會做出自我主張。

> **死亡的意義，是人類物種在地球上最需要了解的一個最重要的終極實相，也是你們所面臨的最大挑戰之一。**

我們能說服你們相信許多事，卻很難說服你們**相信自己不須死亡**。在這個時間帶，你們離開時並不需將肉身留在地球上，你們能想像「只要改變自己肉身存有的振動頻率，就能帶著肉身走」的概念嗎？因為你們會重新編排身體的分子結構。

做出揚升的跳躍，完成這裡的旅程，對地球上的多數人類而言是可能的。有人已經從地球揚升，只是又回過頭來為他人指路。以揚升的過程離開這裡是偉大的旅程，要歷經多世訓練，一世接一世，你們才會獻身此道。你們必須為此脫離物質社會生活，在生活的基本面上非常貼近自然，才能做到。

歷經過並熟悉這段過程的人，已經回到地球。你們的目標是從地球揚升，實地進入母艦的更高宇宙。你們會揚升到光的城市，並能居住在其他實相中，而這些實相一直在你們身邊，只是你們不讓自己的三次元眼睛看清它們。你們會完成自己在地球上的任務，地球也會因此轉變，成為宇宙中的一顆美麗明珠。你們或許會希望在這裡多留幾年，以協助新地球的重組與重建，但過一段時間後，你們會想獲得新任務，去轉變其他世界。要記得，你們是反叛者，你們喜歡刺激的冒險，因此，多數人會離開這顆美麗的行星，將地球留給其他人去享受，自己則繼續進行新的任務。

揚升是你們在地球上的目標，未來居住在這裡的人，將只能循揚升的途徑離開。你們一離開地球，就會前往其他地方。你們會向自己及人類物種證明，看似結實而不受控的肉身，其實是天意編排的結果，你們在自己的意識中能驅使這個肉身無所不能，無所不能。

昴宿星人留給地球人的靈性成長指南

- 分裂已經開始發生，選擇較低振動場的人會說你是巫師或魔鬼，因為你代表著他們不了解的事物和改變，這本就會讓多數人恐懼，你必須對他們有同理心和耐心。
- 你必須放寬心胸去允許，甚至允許他人毀滅自己，如此他們才能學到生命的價值——即使那可能是你認識的人，甚至是親密的家人。

- 請去思考：自己在一段人生中要達到什麼目標。
- 請保持覺知，學習辨認自己的意志是否篡奪了神聖意志與神聖計畫——當你不是從常識進行運作，就會把自己逼得太緊。
- 有時你會體認到能量太多，而無法平心靜氣、歸於中心——這遲早會發生在每個人身上，此時，你最需要的，就是休息。
- 死亡的意義，是人類物種在地球上最需要了解的一個最重要的終極實相，也是你所面臨的最大挑戰之一。
- 以揚升的過程離開地球是偉大的旅程，要歷經多世的訓練，一世接一世，你才會獻身此道；揚升是你在地球上的目標，未來居住在這裡的人，將只能循揚升的途徑離開。

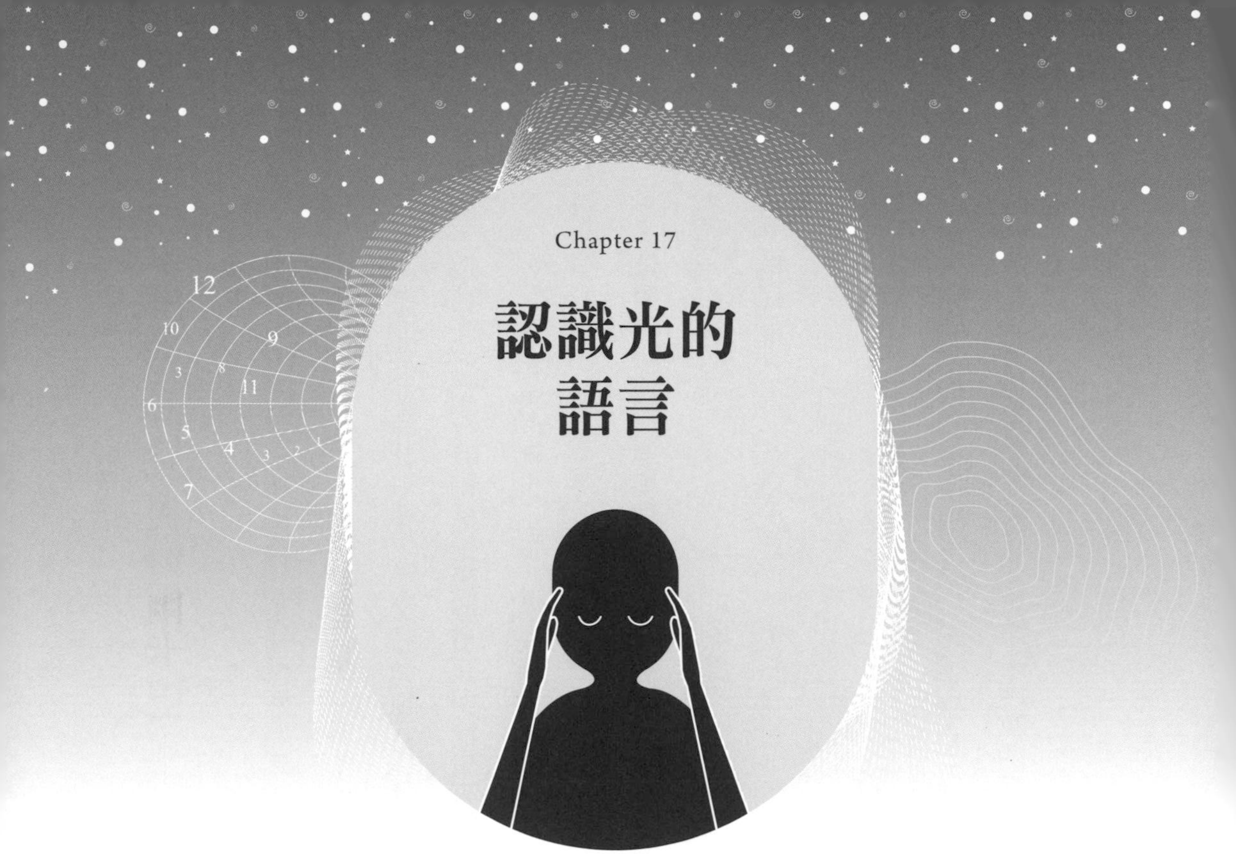

Chapter 17

認識光的語言

探索麥田圈的人總是以思考而非感受來理解它們；大不列顛之所以出現大量麥田圈，那是因為大體而言，英國人的意識非常講究邏輯——麥田圈逼迫講究邏輯的社會去體認沒有道理的事，而且是以充滿玩心、顯而易見的方式來進行……

阿梵達（avatar，源自印度教，指降生人世的神明化身）與大師們如今已穿透世界的網格，帶著自己的工具前來教導世人。

他們運用在地球上的工具不是來自你們的次元，其象徵形式確確實實地擁有自身的生命——它們構成了所謂的光之語言（Language of Light）。

金字塔、螺旋、梅爾卡巴——「光之語言」的形式

你們被植入了某種結構、某種幾何形式，能觸動你們內在的某些資訊。對於與你們合作的能量來說，它也促使資訊直接傳送到你們的存有中。你們大多數人都植入了這種結構，如果現在還沒有，那只要選擇開放並自我校準，不久就會植入這種結構；沒有選擇開放並校準自己的人，就不會有這種植入。這種光之語言的結構是**接收資訊與能量來促進你們發展的方法**，是一種不透過書本或智力來學習的方法。你們必須敞開心胸，相信確實有一個遠遠超乎自己理解之外的層級組織，打從一開始就與人類合作。

這個層級組織運用愛來運作，不僅珍惜你們的身分，也能看穿在地球上所設置的時間機制，明白意識已準備好進行演化跳躍。此時融入地球網格的靈性層級組織成員有十四萬四千人，每位大師都有自身的印記，其代表著光之語言的一部分，因此你們有十四萬四千個最後會融入存有的能量印記。

被植入的幾何形結構

一開始，你們會運用身體所能維持的十二種形式結構。許久之後，當轉變發生的時候，（原始計畫）便會透過你們的存有注入整整十四萬四千個象徵語言結構，那將會是你們窮盡此生也無法解釋的展開。

這種變異是在體內展開的，能讓你們能進入另一個經驗場域。地球上的每個人都有歷經這種變異的潛力，但許多人會停止這段過程，因為他們並沒有向更高意識校準的渴望。當你們覺知到自己是誰時，那是一回事；當你們覺知到在地球播下的神聖意識（廣大而充滿愛，與你們合作的智能）並**發出呼喚**、**請求**成為其中一部分時，那才是你們被植入那些幾何形結構的時候。

金字塔

植入你們體內的形式林林總總，金字塔結構便是其中之一。為什麼金字塔如此重要？在地球與宇宙各處，金字塔結構是用來代表**意識的合一**（unity consciousness）。要完整創造出這種多面結構的每一面，其實比任何結構都難，但它是完美的結構，能從地球匯聚能量送往太空。

球型、螺旋形

球形與螺旋形結構也會植入你們體內。許多人很熟悉螺旋形，因為在你們留駐的許多文化與社會中，螺旋形是用來**溝通許多意念**的。

你們的體內也會植入平行線與立方體等的結構；當然，也還有梅爾卡巴（Merkabah）的五面形結構P278。

五面形

五面形代表**人類最無所限制的狀態**——完全自由的人類。有些人知道那是稱為梅爾卡巴形的象徵結構，那是沒有任何限制的人類設計。那是能飛翔的人類，你們大多不認為自己做得到，等你們真正投入以往認為不可能的事情的時候，才會出現那種植入。

不同的選擇會有不同的結果

你們體內會植入哪種植入物或幾何形，首先要看你們是否**要求**校準而定，再來也要看你們是否**相信**，如果你們選擇開放自己，這些實體也會向你們開放。當你們開始展開變異、**允許**所謂的奇蹟或壯觀事件在生命中顯化時，植入就會開始發生。

許多人一開始會先有圓形的植入，因為它代表上帝、統一、完整。有些人則會選擇植入金字塔結構，因為在你們的許多世中，地球各處遍布著已被發現及尚未發現的金字塔。你們自認清楚地理，但很多事物其實尚未被發掘，因為它們正在不同實相之間滑移：叢林深處埋藏著許多金字塔，通常是埋在一層層土堆底下；還有不少奇蹟尚待發現。

你們如果願意相信**人類真的不受任何限制**，就能植入梅爾卡巴結構，屆時你們依然活在地球上，但同時也能離開這顆行星。如果你們植入了梅爾卡巴結構，那麼脫離地球的慾望必定本來就存在於你們心中，有些人已經試圖藉著它遠遊，你們也深知要如何將它運用在自身存有中。當你們真正呼喚梅爾卡巴到體內、願意感受它真正的意義時——成為能以肉身遠遊但不離世的無限意識——植入就會發生。梅爾卡巴並非最高等的植入物，因為沒有所謂最高或最低的植入物。

> **你們會植入的是最切合你們個人發展的結構，一旦植入這些結構，就會展開新結構形式進入你們存有的一連串無止境的過程。**

你們不會有意識地選擇要植入哪些結構。然而，當你們對人生做出選擇，這就開啟了光之語言的結構進入你們體內的契機。**選擇對日常生活重要的事物**，就會接觸到那些結構形式。透過能量的結合，最後你們人人的存有內都會保有整套光的系統，而它會教導你們。

如果你們**夢見**那些幾何形結構，這表示這些結構**已經在與你們合作**，也說不定你們在校時就喜歡幾何學；如果你們希望知道自己體內植入了什麼，請留意哪些結構總是最先出現，或者顯得較其他幾何形要來得大。很多形狀甚至沒有名稱；有些形狀你們認識，也能辨認，但日後會轉變成你們的意識無法轉譯的新形式、新形狀。

形狀與角度代表著不同能量

最基本的幾何形之一：螺旋形

螺旋是光之語言最基本的幾何形之一。它是一座橋，自成一套教導；它的形狀帶有資訊密碼。當你們駕馭螺旋時，一切會顯得了無盡頭，這顯示進入自我的旅程是無止境的，外在於自我的旅程也是無止境的。身為一個物種，你們將意識分成這兩個方向同時邁進，以保持相連；藉由自我內外的無止境旅程，你們會連接上一個蘊含宇宙真相的相連螺旋。

我們說過，你們體內的細胞蘊含著這個宇宙的整部歷史。理想上，你們會在此生領悟到這座黃金圖書館就存在於體內，並學習如何閱讀館內收藏，而將螺旋帶進體內是旅程的一部分。訣竅是既要向內探索，也要向外探索，並領悟到兩者其實是**同一件事**。

螺旋存在於諸多次元。當你們觀想螺旋時，會感覺到自己本來就認識它，只是起初你們僅認識它的其中一面；當你們開始培養螺旋，就會領悟到它有許多的面向，可以窮盡永生——以你們的詞彙來說——來探索。它會成長，螺旋是**接通內在的關鍵**，而你們的DNA正是螺旋形。你們身邊到處是螺旋，光之語言經過光編碼細絲的歷程，也是呈螺旋形下降。它與經驗有關，會不斷成長。

請在冥想中感覺自己駕馭著螺旋，一如乘著龍捲風，觀想自己看見一個螺旋如龍捲風般靠近。接著，不要逃離，反而要站在原地感受自己捲入其中。請駕馭它，因為它是**進入其他實相的門廊**。

富含諸多經驗與能量的幾何形結構

這些光之語言的幾何形結構匯集了投生於地球的個人經驗，他們反抗人類法則，讓自己的高等能力覺醒，接著將自己顯化為語言與幾何元件。這些能量一度以男女的形式存在於地球，後來自我演化為幾何象徵，存在於自身的活動場域中，就如你們也存在於自己的身體中；這些實體存在於語言系統或幾何系統裡。

這些系統有諸多宇宙，而此刻正有人從其他宇宙來造訪你們的宇宙。

畫在麥田裡的圓圈與其他形狀對你們而言難以理解，因為**這些印記是一種頻率，不是過程或行動**；它們是以語言符號的形式植入地表的歌曲、故事或語言。這類象徵建立了某種頻率，而且數量還會增加。

你們有些人最後將建造出幾何形狀的建築，而非僅是方形或長方形。昴宿星人的住處不是你們認識的形狀，他們知道形狀與角度含有能量。在星象學中，某些角度有力點，某些事會在某些角度發生，而形狀也是一樣；大金字塔從上到下都與角度與形狀有關。

能量會以各種角度、形狀、形式匯集，你們可以學習建造這類形狀，並**住在其中或附近**。能量會據此成形並傳送，你們也會發現，某些度數擁有某些力量，而處在某些角度中會令人十分不適。睡在房間中央有時會比把床塞在九十度角的牆角還要好，因為**九十度角會將能量鎖死**；睡在房間中央的話，能量就能在四周流動。

智能的承載者

如今，在三次元實相已開啟了許多能為地球帶來演化的入口。地球曾因多股勢力相爭而被封鎖隔離，這裡曾發生不可思議的大戰，有些戰爭遺跡今日仍存在於非常荒瘠的區域。那是混亂、紛擾的時期，造物之神彼此交戰，在約一萬或一萬兩千年前的最近一波戰爭中，由於操作光的存有打了敗仗，所以地球被封鎖起來。

你們知道的，**光並不總是能勝利**。從你們對贏家的觀點來看，光並不總是贏家，因為光必須學習整合自身的所有部分。最初造物主存在於萬物當中，光與暗都是最初造物主的一部分，因此，**光必須納入其自身的黑暗部分**。

時間已經編排並匯合事件。自最後的戰爭以來已歷經數次循環，在那之後，進入地球的能量入口會再度開啟，以便光進入。現在就是那個時期，光在安排下再次來到這顆星球，並且日益增強。為了讓能量接觸到你們的意識，它必須在地球上找到貯藏處。

“**智能以波形穿行，在地球上創造出幾何形狀。**”

麥田圈並不是太空船在夜裡降落再離開所形成的，雖然有些麥田圈確實是因為太空船落地造成，但智能可以化為任何它想要的形狀，而它經常化為波形。

日後，將有光波實地橫掃地球。

蘊含頻率的資訊符號：麥田圈

智能超乎口述文字，超乎書寫文字，因為它是有時以幾何形狀到來的頻率。古希臘哲學家畢達哥拉斯（Pythagoras）早就對此有初步理解，只是其他人並不了解他的幾何學。

幾何學是一種演化智能、一種可以交流大量資訊的經驗集合——事實上，全球各地的麥田圈是由高於人類頻率的聲音所造成，為的是落實這些語言的形狀：一開始多半呈圓形，然後演化成三角形、線形及許多其他形狀。

麥田圈在英國與歐洲各地最常見，不過也出現在前蘇聯與南美地區，甚至連美國也有，只是有些人很巧妙地假裝沒有這回事。

這些幾何形狀就像象形文字，**地球上的象形文字與石壁畫同樣是智能產生的**。換句話說，如果解讀羅賽塔石碑（Rosetta Stone，為一七九九年拿破崙遠征軍於羅賽塔郊外所發現，上面刻著埃及法老托勒密五世詔書的三種不同語言版本）上的象形文字，它們會傳達一件事；如果能記起那些祭司的祕密語言，它們會述說另一個故事；如果我們能理解造物之神的語言，它們還會述說截然不同的內容。

地球上之所以出現麥田圈與其他形狀，是為了協助你們保持並管理頻率，讓你們有勇氣活出自身的光。

它們以細膩的手法使你們能接觸到頻率資訊，這些形狀是**彼此相連的**，如果同時寫在某個農人的田地上，會立即發生事情。讓它們彼此之間隔著大陸，能帶動一條環繞地球的頻率帶，協助啟動地球的網格。它們能**減少你們對自己所知的不自在**，使你們在頻率改變時感覺自在一些。

以上僅略為披露麥田圈的功能。麥田圈很有意思，其中多數是由揚升大師（Ascended Masters）設計與建造，背後蘊含著某個玩笑。你們必須了解，有些存有在高度演化的同時，也發展出絕佳的幽默感，萬物在他們眼裡皆有幽默之處。如前所述，幾何形是智能的承載者，它們是可以調整與改變的頻率波。這些來到地球的形狀有如能量門或能量字形，它們蘊含著智能，其設置的最終目標是連接並建造圍繞地球的智能網格——這個網格所產生的頻率，可用於人類的演化。

請「感受」幾何形所帶來的頻率

目前完整的光之語言尚未出現在地球上，那些能量符號之所以來到地球，其實是某種意識演化的結果。如今，這些能量符號正在吸引它們的漩渦中心運作。這些中心在地球幾十億年來的軌道運行中被覆蓋、掩埋。有些已進入休眠狀態，今日多數則在圍繞地球的封印被打破時重新甦醒。

麥田圈是意識的現象表達，它們來到你們的實相是為了顯示：推理心智並無法掌控所有數據——僅管它們很想這麼做；這些麥田圈事件的發生是為了與所有人類的意識編碼相交。每當現實無法獲得解釋，意識內部就會開啟某個凹洞，而麥田圈完全超乎邏輯心智之外。因此，它們迫使人們對現實的共同觀點拓展開來，因為依先前的設計，你們的實相無法容納這些事件的可能性；它們是觸媒，迫使實相超越其自身界限。

麥田圈的存在有幾個理由。基本上，它們的存在是為了**逼迫實相移動——讓你們去感受而非思考**。探索麥田圈的人總是以思考而非感受來理解它們；大不列顛之所以出現大量麥田圈，那是因為大體而言，英國人的意識非常講究邏輯，而英國諸島皆帶有巨石螺旋與岩石構造的印記，則深刻烙下了其居民的直覺能力。

這個現象毫無邏輯可言，它逼迫講究邏輯的社會去體認沒有道理的事，而且是以充滿玩心、顯而易見的方式來進行，不會威脅到任何人的現實觀——如果讓太空船在各地降落，人心可能就會騷動不安了。麥子朝同心圓的方向倒下，甚至沒有折斷或死去，那就沒有人會為此苦惱。你們了解能量是如何與你們周旋了嗎？它必須做某些事來讓你們懂它、了解它，同時又不讓你們的迴路超載。

光之語言是以**故事的形式**來到這顆星球的——這種蘊含頻率的資訊符號，可以**協助你們保住自身**

的頻率。你們覺醒之後，其他人便可輕易讀取你們、辨識你們。你們隨時隨地受到監督，因為這裡有各種監督演化與意識所在的手法。一旦意識達到某種境地，就會有外來助力協助建立那個頻率的其他領域。

換言之，這就好比你開了一間餐廳，人們蜂擁而至。你營運、維持著餐廳的運作，販賣美味可口的餐點，然後就會有人來問你：「要不要開分店？讓你的餐廳遍地開花吧。」這些幾何形就是在廣為傳播並維持頻率的運作，以協助你們四處設置頻率——它們能帶你們進入新的造詣層次。

昴宿星人留給地球人的靈性成長指南

- 你必須敞開心胸，相信確實有一個遠遠超乎自己理解之外的層級組織，它們打從一開始就與人類合作。
- 你覺知到自己是誰時是一回事；當你覺知到在地球播下的神聖意識並發出呼喚、請求成為其中一部分時，那才是你被植入光之語言的時候。
- 請選擇對日常生活重要的事物，如此才能接觸光之語言的結構形式。
- 不只要向內探索，也要向外探索，並領悟到兩者其實是同一件事，如此你就能將螺旋（資訊密碼）帶進體內。

• 請在冥想中感覺自己駕馭著螺旋，一如乘著龍捲風，觀想自己看見一個螺旋如龍捲風般靠近。接著，不要逃離，反而要站在原地感受自己捲入其中。請駕馭它，因為它是進入其他實相的門廊。

• 形狀與角度含有能量，能量會以各種角度、形狀、形式匯集，你可以學習建造這類形狀，並住在其中或附近。

• 請明白：光並不總是能勝利，因為光必須學習整合自身的所有部分——光必須納入其自身的黑暗部分。

Chapter 18

創作意識的交響曲

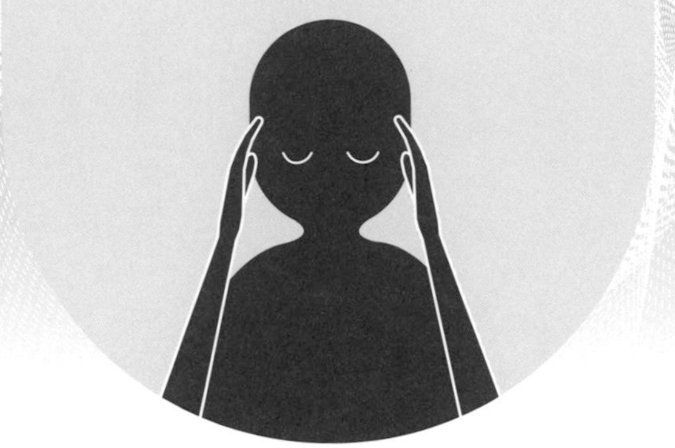

在古埃及，代表生命的象徵符號——生命之符（♀，ankh）其實是一種頻率調節器，看守頻率的大師們會運用生命之符的頻率來做許多事。生命之符類似音叉，能指引聲音，但在你們體驗以古埃及人的方式運用聲音之前，得先展現出自己的健全完善。

光給你們資訊，它提升你們，因為一旦你們獲得資訊，就會感覺更強而有力；當你們缺乏資訊，就會感覺無力。

聲音是光的一部分

聲音是另一種散布資訊的方法，因為它

是光的一部分。對你們而言，聲與光似乎互不相干，因為從你們的角度來看，光是以眼感知，聲音則是以耳感知。由於你們運用的是身體的兩個不同的感知領域，聲和光似乎也就顯得各自為政。事實上，兩者息息相關，它們彼此纏繞，因為兩者都攜帶著資訊。

聲音創造出讓資訊湧入的開口

在地球上建立的諸多構造，尤其是古老的聖地，多半有資訊貯藏在石塊中。同樣的，你們的骨骸中也貯藏著資訊。當你們允許聲音穿透你們，它就會解開門鎖，讓資訊湧進體內。

聲音也能穿透地面，影響地球的振動，允許資訊進行分子校準的重新編排；使用聲音治療他人身體的你們，帶來了分子結構的重新編排，創造出能讓資訊湧入的開口——這類工作將變得日益重要。

在西藏，當能超越各實相的上師逝世，他的肉體會被保存起來，獲准進入其自然的腐壞狀態，因為其骨骸保有對頻率的感受力，而**資訊就貯藏在骨頭與石塊裡**。在各派西藏僧侶的系譜可以上溯好幾千年的地方，人們會保留不同上師的頭骨，藏放在非常隱密的地窖與房間。走進這些地方時，你們可以透過聲音接觸到曾占據這些頭骨的人類的智能因子。

你們了解為何要設計水晶頭骨嗎？**水晶結構就如全像電腦**：能夠為已演化或已接通的人類傳送大量資訊。**之所以設計成頭骨形狀，是要當成一種密碼**，協助你們理解自身頭骨，理解人體內的骨頭彌足珍貴。

聲音是轉化的工具

聲音是轉化的工具，我們鼓勵你們成為頻率看守者，學習透過聲音來調整體內的頻率。聲音能穿透任何物質，移動分子，並重新編排實相。

在古埃及，代表生命的象徵符號——生命之符其實是一種頻率調節器，看守頻率的大師們會運用生命之符的頻率來做許多事。生命之符類似音叉，能指引聲音，古時候便是如此運用，但在你們體驗以古埃及人的方式運用聲音之前，必須先展現出自己的健全完善。你們必須通過某種入門儀式或試驗，看看你們能否被託付這種力量，地球還不到能將這類能量隨意塞進某人手中的時刻。如果你們此刻已經有這類能力，那可能會有性命危險，因為想濫用這個天賦的人太多了；你們會獲得的是自己最能成熟運用的能力（如果不懂如何運用，給予這些能力也沒用，還可能被覬覦利用）。

聲音的創造需要孕育與學習

你們可以藉由讓聲音「彈奏」自己的身體來運用聲音。請讓自己歸於中心，澄清心智，讓樂音穿過身體。古代各祕教就是以這種方式運用聲音，在團體中運作，效果很強大。再過不到十年，你們將感知到意識自我演奏出相輔相成的聲音或交響曲，結果將令你們大吃一驚。當你們合調時，會看見自己做到超乎自己想像的事（因為「在團體中運作，效果很強大」）——你們會學到如何運用並培養這類能量，使其成為你們的生命之符。

其實，這就像孩子玩黏土。你們買兒童黏土的時候，孩子起初並不知道黏土可以捏出許多東西，所以，你們會搓出小球與條狀，讓他看看黏土的潛能。等孩子把玩黏土一陣子後，他就會自行發掘造形創意了。

聲音的創意形式也一樣，一開始呈現的僅是潛能，接著，你們會在引導與安排下學習運用這個聲音，最後自行發現聲音的若干本領。然後你們會愈來愈大膽，學到聲音的創造力。

能量之所以會用這種方式引進，主要是為了確保聲音不會被濫用，你們也不會太勉強自己或沉湎其中。

運用聲音一陣子後，你們就能大顯身手了。那就像給嬰兒一個強而有力的工具，你們會在沒有適切覺知的情況下做某些事，而不明白其中的來龍去脈。請思考一下聲音在運動場與大會堂中的效果，群眾的歡呼或噓聲會創造出某種氛圍。當你們成群合力製造聲音，就是為自己創造出一種氛圍，任由某些能量將你們的身體當成樂器演奏。你們捨棄成見，允許不同曲調與能量將肉身當成它們在地球上呈現自己的機會。

事實上，你們體驗到的是**能量的生命力**，你們允許它們透過你們的自我進行表達，你們變成了管道。正如我們的傳訊媒介（指芭芭拉．馬西妮亞克）允許我們藉由其身體進入你們的實相，你們也允許振動透過你們的身體及通力合作，使其光輝四射地來到地球。你們孕育了某樣事物；你們創造出一個機會，有一股能量則利用了那個機會。

聲音有其自身的語言

由於情緒能帶來感覺，並將你們連結上感受，所以能讓你們體認到不同的意識狀態；邏輯心智不允許你們去體認各種意識狀態，因為它緊握著自己的身分不放。它被鎖進小我的邊界，不想認可其他領域的存在。然而，**感受永遠承認其他領域的存在，因為感受能察覺其間的差異**，你們可以藉由稱為感受的這種能量來閱讀記號與定義；事實上，它是一種振動；**聲音能帶來各種情緒感受的狀態**。

當你們創造聲音的和聲，它會給予身體某種提醒，提醒它光的存在、深刻的宇宙之愛的存在、其他世界的存在。你們的身體會由此進入喜悅，有時還會不由自主地悲傷。身體會尋求並接觸它所渴望的頻率，而聲音提醒了它。

當你們允許聲音彈奏身體的時候，將會發現：你們一直在尋求的頻率，其實與你們體內的螺旋演化有關。聲音是一種媒介或渠道，將你連上體外的更高脈輪，因為你們的邏輯找不到連接那些脈輪的方法。

"你們必須藉由感受來接觸所有頻率與脈輪中心，而聲音能將你們連上感受，進而允許你們理解這些資訊。"

如果聲音可以化為圖像，你們有些人會盯著出神，而聲音在有些實相中確實會化為圖像。當你們擺動身體或手時，會感覺到聲音的動作與語言。

你們藉由感覺聲音的自我表達，體驗到這種溝通形式的豐富性，以及萬物的多次元性。它有自身的語言，它有形式。

聲音帶有某種頻率，而身體能辨認出那種頻率——身體被設計成要對「頻率的可接受性」做出回應。貝多芬與莫札特等偉大的音樂大師都經過編碼，要將性質穩定的資訊帶來地球，因為他們在黑暗籠罩地球的時期接受了聲音的和聲學；為了使人類心智保持某些記憶的開放，聲音的較低振動頻率會被轉譯到這些大師的腦海。

聲音可以改變頻率、促進演化

未來聲音將會演化。**今日人類已能透過調音變成聲音的樂器**，他們能變成直笛、鋼琴、豎琴、雙簧管、大號，允許能量運用其肉身製造各種不同聲音，而他們不去指揮也不掌控其範圍。當大靈演奏時，人類僅是觀看自己和所有其他人演奏交響樂，深意就在其中。

這些和聲能夠以不可思議的方式來運用，因為它們能使許多事物演化。運用這些和聲的一個要點是，完成和聲後，就要保持非常安靜；和聲會帶來改變，開啟大門。某些透過人體演奏的聲音組合能解鎖資訊與智能頻率。**在和聲完成後長時間保持安靜，能使人類以身體做為接收、吸收頻率的裝置**，並運用這個呼吸媒介（指肉身）帶領自己進入狂喜狀態。

當你們與其他人合音時，便能進入製造聲音之前未能進入的群體心智，那是意識的巨幅跳躍，而和聲是關鍵字。**當整個地球能創造出思維的和聲，它就能徹頭徹尾轉變**——那就是你們的目標。你們將傳送頻率，而那聲音將遠遊，它會變成一種亟待舒緩的痛楚，渴望回到人類的和聲中——回到群體心智的力量與個人的同時賦力中。

第一，你們對聲音**發出何種意向**，有著至高無上的重要性。如果不清楚自己的意向，聲音可能會一層層自我包圍，茁長到超乎其原本的能耐：它會自我增幅兩倍、四倍，影響力也將增長。因此，你們要對自己的聲音計畫有清楚的意向，這點非常重要。

第二，聲音會激起能量，它會創造出一種**圓柱狀的駐波**（常駐於一地的波動），層層疊建頻率。接著，這股能量可以用來瞄準或指向任何標的。你們都聽過以色列人在耶利哥（Jericho）繞城行軍的事，他們一連數天在耶利哥繞城，創造出一種駐波，而這種波累積的能量之大，最後竟使城牆崩垮。原住民則是以舞蹈、響聲、搖擺、圍成圈的動作製造這種能量波。當你們圍圈或繞著光柱製造聲音的時候，就是在創造一條圓柱波，其能耐遠遠超乎你們的想像：它能造成爆炸，也能破壞並創建許多實相。

在好戰的部落裡，上戰場的人會發出戰嚎，以統一意向清晰的祈求，請非實體力量伴隨他們上戰場。藉由允許能量穿過地球的入口，樹立一座直立圓柱波，他們使用這類聲音來與敵人作戰。當你們聽見類似戰嚎的聲音，就會想起這類聲音令人不自在的用途，因為它效果強大。它之所以讓其他人感到不自在，是因為它提醒了他們聲音的責任。你們當中有些人恐懼聲音，不願意聽到自己大聲並清楚道出自身偏好。你們的細胞記得聲音所能達到的成就，對有些人而言，聲音的影響力或能耐是石破天驚的。聲音能將你們連上理智所連不上的地方，你們的理智偏好分類，但聲音無法分類；**聲音僅能透過體驗來了解**。

發出意向來濫用的情形其實並不少。當你們發現了聲音的力量後，有可能會濫用它來操縱別人。居住在城市的人聽見警報時，所體驗到的是什麼？恐懼。那是一種對聲音的濫用，它會改變你們的頻率，而那是改變頻率的一種非常低劣的手法。使用那種聲音的人，深知它對人類心靈的效應：它很刺耳、令人不快，讓你無法將注意力放在其他地方。那種頻率就如一把鎖，具有催眠功效，令你們的意識與智能落入其指掌之中。你們的智能無法聚焦於任何其他地方，幾乎就像在監獄裡，那種聲音囚禁了你們的覺知，使其著迷並鎖定於特定的振動頻率，別無他求；覺知因此被馴服。也請想想你們的電視或其他電子設備的聲音。

看見種種不同形式的頻率掌控，看見如聲音般這類強力盟友是如何用來掌控你們，總是令人苦惱。當人們得知各種用來操縱意識的祕密手法時，會產生大量的憤怒、不安、破壞、激動。我們和你們分享這些事有許多理由，最終目的是希望**促進你們的自我賦力**。

> **你們必須理解，你們並不是在任何情況下都無能爲力，你們的心智是創造力的終極源頭；無論使用哪種科技方法，你們的經驗是你們的心智與思維設計的結果。**

以健全的指引、對和聲的付出、對光的承諾在其自身實相行動的人，會去對齊在不同次元做同樣的事的自我。你們打造**光之橋樑**，並使光編碼細絲成為光柱與開放的入口。有幸理解自己是受召喚要運用聲音工作的人、能體認那種召喚並做出回應的人，就能迅速演化。以這種速率演化的人，有一天將受召成為多數人的代表，成為意識之全球聚會的代表，以你們的聲音改變人類可得的頻率。

昴宿星人留給地球人的靈性成長指南

- 當你允許聲音穿透你，就能讓資訊湧進體內——因為聲音也攜帶著資訊。
- 請明白人類骨頭之珍貴——因為資訊被貯藏於其中。
- 請學習透過聲音來調整體內的頻率，因為聲音能穿透任何物質，移動分子，並重新編排實相。

- 請學習藉由讓聲音「彈奏」自己的身體來運用聲音——讓自己歸於中心，澄清心智，進而讓樂音穿過身體。
- 當你創造聲音的和聲，它會給予身體某種提醒，提醒它光的存在、深刻的宇宙之愛的存在、其他世界的存在。
- 當你允許聲音彈奏身體時，將會發現：你一直在尋求的頻率，其實與你體內的螺旋演化有關。
- 某些透過人體演奏的聲音組合能解鎖資訊與智能頻率。在和聲完成之後長時間保持安靜，能讓你以身體做為接收、吸收頻率的裝置，帶領自己進入狂喜狀態。
- 你要對自己的聲音計畫有清楚的意向。
- 記住：聲音僅能透過體驗來了解。

Chapter 19

點燃你的雙生火焰

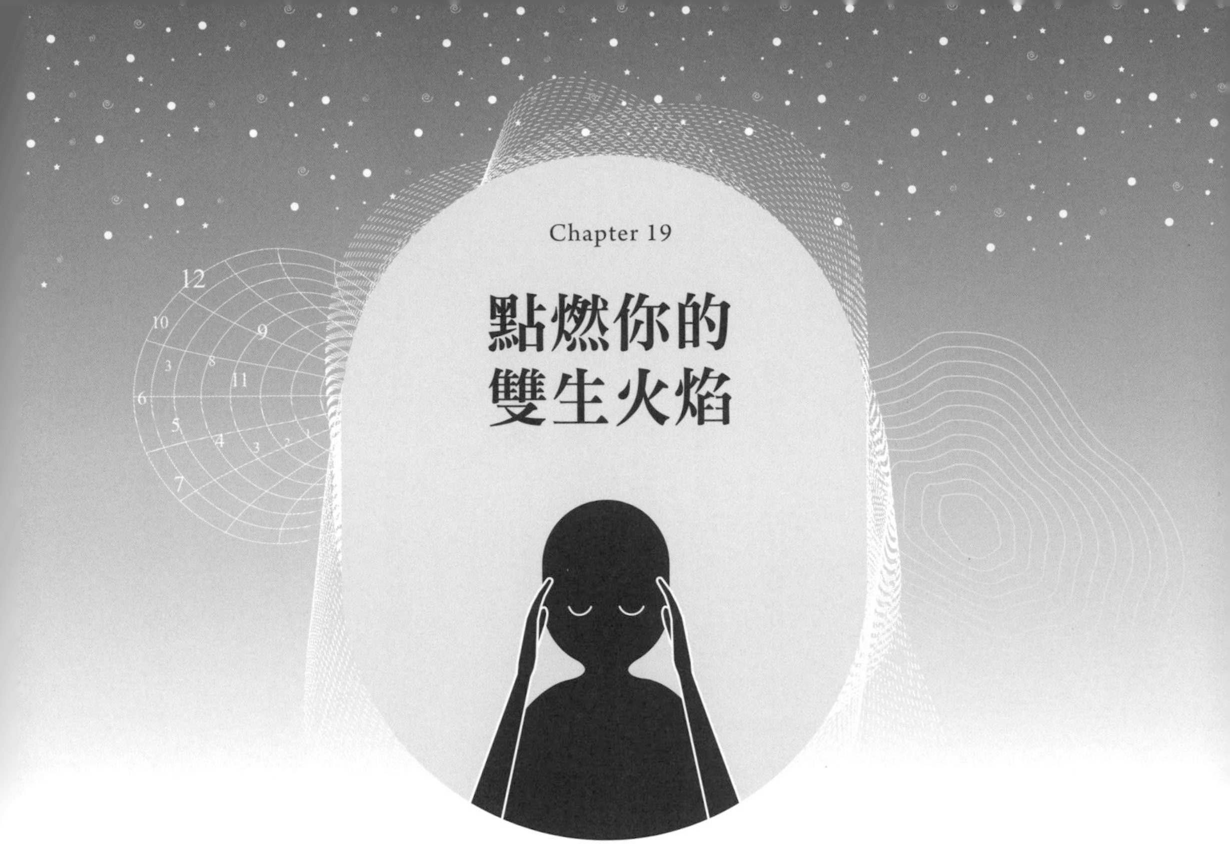

不幸的是，地球上的各種關係都隱含著所有權的概念。一對男女結婚時，女方的父親在傳統上是扮演著把她交出去的角色——換句話說，必須由男性人物來遞交女性。請釐清你們對關係的觀點為何，並進一步去了解：正如親職中沒有誰歸誰所有，其他關係中也沒有這類所有權可言。

地球正在尋求自我的平衡。由於自我是一切的混合，所以它是平衡著你們所有外星自我、多次元自我、男女自我的和聲。

你們正開始理解到，自己是**完整得不可思議**的存有。請讓自己綻放，進入這種完整性；除了自己之外，沒有人能阻止你們變得完整。當你們允許這種完整出現，就會有超乎想像的遠景正等著你們。你們正在發現自己需要情緒體，需要兼備女性面與男性面；你們需要一切稟賦來存活並理解在地球上展開的事。請理解你們生活的時代何其嚴峻，當我們花時間教導你們每個人時，會給你們種種試驗；當時機來臨，你們也要去教導許多其他人。

數千年來最劇烈的分離：男性、女性

透過感受，你們會有更豐碩的發現，因為你們試圖化解某事，使其在你們體內變得更加完整。為了向自己顯示你們有多不完整，你們創造了一種看似發生於外界的大分離情境，劇碼似乎與強大的男性對上強大的女性有關——

誰將成為受害者？誰對誰錯？這種內在劇碼真正要述說的是什麼？這面外在的鏡子反映出你們內在的哪件事？

造物之神鼓動了分離的頻率

你們接觸多次元性的時候，必須融合男性面與女性面，不能一直停留在數千年來的男女分離或鬥爭中。

是誰創造了男女之間的分離？是造物之神，他們設立了這種範式給你們，並從其他角度鼓動這些頻率。男女分離的故事對他們很有效，因爲能創造出種種混亂。

男性振動在五千年前的近代掌握了權力。為了逐漸體認到自己的身分，他們脫離在先前掌權的一切，徹底與其劃清界線：母權（女性振動掌權的母系社會）運動與女性。傳統上，女性是透過直覺與感受的領域來操作事物，而男性也曾多次成為直覺與感受的載體，但在這近代的分離中，他們不再帶著感受，從中出現了巨大的分裂，從此地球上的男性與女性便相爭不下。

為什麼會發生這種事？

那是一種設計。

接管這顆星球並侵奪現實的造物之神設計了這一切——以便餵養自己，維持自身的存續與機能，並在情緒紛擾中滋養自己。

地球已經在各種計畫與活動的安排下，產生了愈來愈大的情緒紛擾。當捲入這類活動的人愈多，就愈可能出現情緒紛擾。造物之神鼓吹這類活動，透過設計讓你們彼此對立。所以，**為了破壞這種範式，你們必須改變許多特意設立的分離結構，這是你們的任務。**

無論那種分離是什麼——無論是男性與女性、黑人與白人，還是東方人與高加索人的分離——你們都必須予以改變。

以光之家族的身分介入

你們特地來到這顆星球，以光之家族成員的身分介入此地的典型情境中。如前所述，這樣你們才能了解大眾，藉由培養在體內轉換能量的能力，來為他們轉換能量。一旦你們完成療癒或融合，就能承擔起這份責任，不僅療癒自己，也療癒人類物種與大眾心靈。

請擺脫你們的個人戲劇，並領悟到一切都是**象徵**。在我們尋找女性身分時，內在總是會因此招喚一個男性身分做為對立面，你們必須設法讓這些身分在體內融合。當這種融合在體內發生時，它會自動進行到體外。你們來到地球上時，男性對女性的支配始終是你們要來治癒的一部分。你們不須把這些事看成是衝著你們而來，或者認為是一種個人負擔，彷彿無關他人；它不是你一個人的負擔，它是**世人的共同責任**。

每個人都帶有能量，可以化解自身內部的集體經驗。身為光之家族的成員，你們人人在最有你們個人特色、也能帶來刺激的領域，都有自己的轉世好物——你們的「東西」，那也正是你們為何各個不同的主要原因。身為光之家族的成員，你們必須讓自己開枝散葉，以掌握身為人類的奧妙。你們必須涵蓋經驗的完整光譜，才能從細胞層級理解需要轉換的部分有多少、無力感有多深、人類物種的意識失去了多少女性上帝的能量（本書將God〔上帝〕與god〔神明〕做出區分：上帝只有一個，神明有很多個。因此，Godess直譯為「女神」可能無法將古代文化以女性上帝為主要神明的意思表達出來。所以本書將Godess譯為「女性上帝」，godess才譯為「女神」）。

> **身為光之家族的成員，你們來此是要為人類物種進行轉換。只要你們不那麼執著於那些人生劇場，就不會感覺如此動彈不得，深受其害。**

要記得，你們是發展頻率被鎖定的生物，至於你們的任務，則是將人類帶到能有意識地加速其演化的地方。當你們的演化被頻率及DNA操縱鎖定時，便只能以某種頻率傳播：自我會出現內鬥，事物的隔閡似乎較以往更深；不過，當你們變得比較完整之後，就不會再以這種方式分離事物了：你們會將一切看成是經驗的一部分——雖然，有的時候你們會在身為人類的經驗當中迷失，以致遺忘了自己來此的任務。

你們會了解到自己處理的是能量的集合。因此，從集體的角度而言，如果你們內在有所領悟，就能傳布一種新振動，促進女性與男性的和諧相處。

每一次你們感覺有所進展時，那就是確實有進展，不要小看自己邁出的步伐。當你們看著自己的行為並評判自己或他人不好的時候，就是在自我質疑。請從這一切當中尋找收穫。

男性自我和女性自我的全新關係

正在進行的衝突，其實是你們體內的男性與女性之間的衝突，你們尚未想出要如何融合自身的男性與女性部分，其他幾百萬人的內在也有這類衝突。

請對自己和善大度一點，當你們能為自己的男性與女性部分樹立**合作關係**，就能找到與地球上的彼此、與太空存有合作的方法，他們就是你們自己。

建立關係的新方式：溝通

你們都必須變得獨立自主。當你們轉變時，必須為自己留一點空間來操作，無須感覺對他人負有義務；在這同時，你們也不能要求別人，卻不准別人對你們提出要求。

你們正在許多方面重新定義關係與合作的完整概念：**關係即是合作**，這是一種彼此同意的頻率合作，或是頻率與調整的混合。你們建立關係的許多舊方法正變得愈來愈惱人，因為你們發現了自由的頻率，而你們的任務是將那種自由頻率拉進地球。當然，你們要先將那種頻率帶進自己的生活與家庭，以及各種關係當中。理想的話，你們會學到如何活得自由，同時又參與生活中的各種錯綜複雜的關係、關聯、往來中。

不幸的是，**在這顆星球上，各種關係都隱含著所有權的概念**。一對男女結婚時，女方的父親在傳統上是扮演著把她交出去的角色——換句話說，必須由男性人物來遞交女性；各種關係中都蘊含著關於對方行為的這種不可思議的期待。請釐清你們對關係的觀點為何，這有益於長遠的發展。正如親職中沒有誰歸誰所有，其他關係中也沒有這類所有權可言。你們與另一個人建立關係，就是來回地**與不同能量交集**；理想上，這類往來與關聯在在是溝通。

男性振動給出的力量和女性振動一樣多。當他們將力量交給政府時，政府這麼說：「來吧，陷你們的生命於險境吧，去找個位置射擊吧。如果你們的身體被大卸八塊，我們會在醫院照料你們，再給你們一點錢。搞什麼，快上啊。」然後男性們便乖乖照做了——那種遵命並將個人力量交出去的鎖鏈就此完成。

讓體內卡住的能量開始流動

你們正在開啟自己的感受中樞。男性的感受中樞往往比女性有更多的障礙：男性身上的能量卡住了，因為它從第一脈輪移動到第二脈輪後就停住不動了；男性振動中的感受中樞從未啟動，而這是過去四、五千年所進行的實驗的一部分。

能感受並將生命帶來地球、代表著創造力的女性能量，進入了服從狀態，以利男性振動藉機不帶感受地支配世界。我們希望你們看見全局；我們留意著意識的活動。女性——這裡的女性不僅指女性的肉身存有，也是**意識上**的女性——帶有魔力與直覺，但她們同意放棄。

許多與地球共生、明白生命為何的原住民文化都非常女性化。

> **要記得，女性是實地將生命帶來地球的人，因爲生命是來自女性的身體。因此，女性帶有感受，因爲你們將生命帶來地球時不得不有所感受——除非你們參與了父權活動，以藥物麻木自己。**

當你們感受不到生命時，就不會珍惜生命；當你們感受到生命並參與生命的創造與分娩時，才更能好好珍惜生命，因為你們了解生命的真諦。

過去五千年來，父權運動遠離了生產過程，以便其執行戰爭實驗並持續殺戮人類。男性身上的能量被特意阻遏——如前所述，男性能量卡得很緊。我們不是在指責什麼，而是要說，大體而言，**地球男性物種的能量在第二脈輪或陰莖內卡得非常緊；女性的能量則是卡在咽喉**，因為四、五千年前，身為雙生火焰一部分的你們同意對自己所代表的魔力與直覺保持沉默。**雙生火焰，即共存於同一個身體裡的男性與女性**，不管你生理上是男性還是女性。

父權社會是由自我的男性面來支配，**你們都有那一面**。你們都進行過意識實驗，教過自己如何操作才是最有效的，以備雙生火焰在體內一起點燃的時刻到來。這個時期的你們，已不再於自我之外尋求做為伴侶的雙生火焰，你們已了解到，**雙生火焰是男性自我與女性自我的整合，以及自我一切作為的圓通**。當男性與女性在自我內整合、啟動了雙生火焰之後，日後你們尋找伴侶時，就會尋找完整的人，而非尋找他人來填補你不承認或並未填滿的那一部分自我。

讓感受進入關係中的情慾表達

在這些改變的時期，女人必須打開她們的咽喉，允許自己大聲說出意見——此刻就是這個時期。男人們，你們理解女人與其他男人的挑戰則在於要去感受，並讓感受進入你們在關係中的情慾表達。今日有許多男人覺得與女人相處很難、女人把男人逼瘋，確實如此。

我們給男性振動的建議——也給以自我的男性面進行操作的女性如此建議——是，請你們在分享情慾時進入感受；請進入事物的情緒面，而非僅集中於情慾與身體的刺激。情緒刺激需要情感的付出與情感上的信任；就電磁而言，這種情緒刺激會開啟你們內在的某個頻率，而情慾所代表的這種頻率，會提醒你們**自我的神性所在**。

女性、男性都需要打開感受中樞

男性關閉自身的感受中心，是為了體驗對地球的掌管。他之所以能繼續開戰、殺戮並占領地球，是因為他關閉了自己的感受中心；女性則同意關閉自己的言語中心，好讓男性有機會體驗對這個系統的支配。

如今，所有這些都來到一個穩定或均衡點。女性約在一九六〇年代（六〇年代的美國女權運動）開始打開咽喉，讓說話的機會成為一股風潮。問題在於，許多女性打開了言語中心，最後卻關閉了自己的感受中心，她們開始變得非常像男性——這裡需要平衡。今日女性正在尋找**喚醒自我內的女性原則**的需要；她身處在女性的身體內，卻熟稔於自我內的男性振動的運用；她向外走進世界，感覺自己強而有力；她可以不戴面紗走在街上，她可以決定自己要不要結婚；她就是自己的財產；她在這個國家為自己的決策負責。現在，她正開始放軟身段，喚醒滋養她、帶給她生命的那一部分自我。當她將自己的男性與女性部分融匯成完整的自我、允許自己體驗ＤＮＡ的演化時，便能開始傳送這種頻率——它將在地球變得十分普及。

無可避免的，男人也將打開他們的感受中樞。那是男人必須經歷的下一步，如此他們才能與女性建立平衡。這很快會發生在男人身上，它不需要經過三十年，因為這個時代的男性正集體進入一種困惑階段——他們逐漸意會到自己並不喜歡眼前所發生的事，開始質疑權威。

這些頻率會在某個時候成為主流。然後，也許有人會在對實驗室動物進行實驗時，其感受中樞驟然且猛烈地開啟：他感受到那個動物的痛苦，並且意會到自己的作為極其可厭，於是他轉身走出實驗室，因為內心受到極大的震盪，所以他永遠不再回頭——這是男性振動會經歷的事。

我們說過，男性振動會在短時間內發生轉變。我們不會告訴你們原因或如何發生，因為有些人會覺得大禍臨頭。然而，我們會說，當浪潮一波波來臨，人類會出現意識的單方面提升。在某個時刻，當男人陷入試圖壓抑又想打開感受中樞的掙扎所帶來的深淵時，他們的感受中樞就會啟動，過程可能緩和，也可能迅雷不及掩耳。

在這同時，女人會碰上心輪的開啟，受其灌注與包圍，如此一來，當她們看著自己的男人產生感受時，才能寄予同情——我們談論的是透過光波觸動人類的群體事件。

> **感受並連接生命的女性能量，正在每個人身上被喚醒。女人必須重新定義女性與力量的概念，她們必須找出身爲女性堅強起來的方法，就像男人也必須發掘身爲男性要如何示弱那樣。**

男性示弱時，他可愛的地方在哪裡呢？

女性自我賦力時——成為賦力的女性化版本而非男性化版本時——她可愛的地方又在哪裡呢？

女人的能量場周圍有一層硬殼，因為她們要保護自己；如今她們已逐漸培養出真正的情感力量，那層堅硬的外殼將軟化，光體將從心中發出光輝。女神與男神們正承認並與這股能量合作，戲劇事件便是如此依指令展開。**述說女性魔力的古老故事歷來被深深掩埋**，女性是創造者，是能生育、握有血脈——生命力——祕密的人，也是將那股生命力帶回地球的人。深愛、感受、滋養的女性上帝，她的故事何在？男性物種的內在過去也蘊含著女性上帝的能量，感受得到對女性上帝的需要。

◎完整、圓滿的雙生火焰

過去幾千年來，為了更嚴密掌控這顆星球，外星人給予你們種種神話，他們在所有宗教機構中播種。我們說過你們是一場實驗，有時這場實驗會帶來提升與愛，但近來卻不可思議地每況愈下。身為光之家族的成員，你們侵襲地球，將光拉回這裡，讓人類不再需要相信分離與戰爭的胡言亂語——男人與女人彼此互補，而非彼此對立。

被扭曲的女性和男性特質

務必記得，感受即情緒。情緒是離開地球的關鍵；情緒是領悟、療癒並融合多次元自我為一體的關鍵；情緒也是以愛來啟動地球這座活圖書館，挽救這珍貴的存在地區不致滅絕的關鍵。過去幾千年來，男人與父權社會掌控著地球，女人則潛居地下——連後座也沒得坐——分離始終是主題，情緒則被推到一旁，備受汙衊與嫌棄。你們是自動化的生物，別人給予你們角色是為了分化你們，但你們照做不誤。

你們沒有為強大的女性造物者樹立神殿、沒有強力女性特質的正面形象可以效法，因此，男人努力男性化，女人則努力透過男性振動來獲得力量，因為你們並不清楚何謂強力的女性特質。**你們必須創造出這個形象來**，請開始體認自我女性版本的能量礦藏，即直覺、感受性、創造力、同情、滋養，你們正在久遭汙衊的本性中發掘身分的豐富性——當然，如果你是女性，你就是那個本性活生生的形式；男人則必須發掘自身內在的女性上帝形式，那是女性上帝與他們內在（男性）神明的相遇之處。

同樣的，人們對男性特質的觀點其實也是扭曲的，你們沒有一個**強而有力並具有感受性**的男性榜樣——社會認為感受力強的男性「軟弱」、不夠陽剛。男人已開始正視自己的情緒並說「嘿，我感覺到了」，並且同時知道自己仍是男人。因此，男人與女人都在為強大、圓融的男性與女性特質樹立角色榜樣，這些榜樣正要出現，而且來得很快——分離的時代已經落幕。

先有完整的你，才能吸引完整的伴侶

要尋求雙生火焰伴侶，不是朝自我之外尋求——你們要尋求的是內在男性與女性特質的圓融整

合，**兩者要完整合一**。完整的人會在關係中尋求與另一個完整的人結合，將關係建立在信任、慾望、選擇上，而不是「我需要你來使我的生命完整，請給我證明」。你們本身會變得完整，並與內在同樣完整、能提供一個全新疆域給你們探索的人合作。

當你們與自我內在的雙生火焰結合時，會體認到自我富直覺、女性上帝、孕育生命、感受力強的那一面，以及強而有力、理性、知性的那一面。其中一面很有地球層次，另一面則很有靈性層次。當你們的內在將這些能量融為一體時，找到擁有同樣性質的人就變成迫切的事；你們不適合與整合不周全、不完整的人在一起。

你們會自動吸引完整的人來到自己身邊，得來全不費功夫；你們會出於慾望及認可而接通彼此，而非因需要而在一起；你們會達到在以往任何關係中從未體認過的可能性，你們會給這段關係一個非常新的個性，以及新邊界和新定義；你們會在這段新型關係中成為自身的角色榜樣；許多人會發現婚姻機制毫無意義，它與你們的所知格格不入，容納不下你們想要的生活方式。

走在融合內在兩極的路上時，人人都會一再遇上困難的課題。**請歡迎那些難題**，因為它們能成為你們的最佳老師。請繼續聚焦於自身的成長、自身的道路，以及你們的自我，不要老是留意他人在做什麼；請召喚自身內在的男性與女性特質，建立兩者的對話，使其相輔相成，通力合作；請給自己許多愛與鼓勵；請與自己立下約定，並說：「我愛你，我的自我。你是了不起的自我，你是第一名的最佳自我。」

當你們給予自己愛的尊嚴、彷彿自己是接受爵位的皇族時，一切就會改變。力量與圓融會歸你們所有，因為你們相信並深愛自己。**當你們相信並愛自己，一切便會順你們的意發展。**

> **對大多數人而言，最難的是致力於相信你們值得擁有自己的愛。別人並不是一定得愛你們，你們來此不是爲了四處蒐集他人的愛，好說服自己你們值得這一切。**

你們來此是為了要在黑暗且很少提供真相的輸入、刺激或資訊的系統裡，進行一項相當困難的任務；你們來此是為了進行不可能的任務。藉由致力於愛自己，並且讓這種付出成為日常運作的首要步驟，一切便會水到渠成。你們會變得完整、圓滿，然後就能準備好與另一個完整的人建立堅固不移的關係，帶領你們進入未曾探索的領域。

昴宿星人留給地球人的靈性成長指南

- 你接觸多次元性的時候，必須融合男性面與女性面。

• 除了自己之外，沒有人能阻止你變得完整；當你允許這種完整出現，就會有超乎想像的遠景正等著你。

• 請擺脱你的個人戲劇，並領悟到一切都是象徵。例如在你尋找女性身分時，總是會因此招喚一個男性做為對立面；換句話説，正在進行的衝突，其實是你體內的男性與女性之間的衝突。

• 只要你不那麼執著於人生劇場，就不會感覺自己如此動彈不得，深受其害。

• 你與另一個人建立關係，就是來回地與不同能量交集；理想上，這類往來與關聯在在是溝通，請記住這點——雖然數千年來各種關係被「設定」了「所有權」的概含，但「關係」其實是種合作。

• 當男性與女性在自我內整合，日後你尋找伴侶時，就會尋找完整的人，而非尋找他人來填補你不承認或並未填滿的那一部分自我。

• 請你在分享情慾的時候進入感受；你要進入事物的情緒面，而非僅集中於情慾與身體的刺激。

• 不論你是男性或女性，都需要打開感受中樞：因為許多女性雖然打開了曾被壓抑的言語中心，最後卻關閉了自己的感受中心，開始變得非常像男性——這裡需要平衡；男性則是在很長一段時間內關閉了自身的感受中心，以體驗對地球的掌管。

- 女人必須重新定義女性與力量的概念，她們必須找出身為女性堅強起來的方法，就像男人也必須發掘身為男性要如何示弱。
- 女性魔力被掩埋得太深、太久了，你必須學習體認自我女性版本的能量礦藏，也就是直覺、感受性、創造力、同情、滋養，如果你是女性，你要明白你就是那個本性活生生的形式；如果你是男人，那就必須發掘自身內在的女性上帝形式。
- 你要尋求的是內在男性與女性特質的圓融整合，兩者要完整合一。
- 請召喚自身內在的男性與女性特質，建立兩者的對話，使其相輔相成，通力合作；請給自己許多愛與鼓勵；請與自己立下約定，並說：「我愛你，我的自我。你是了不起的自我，你是第一名的最佳自我。」
- 請相信你值得擁有自己的愛。

Chapter 20

情慾是通往高階意識的橋樑

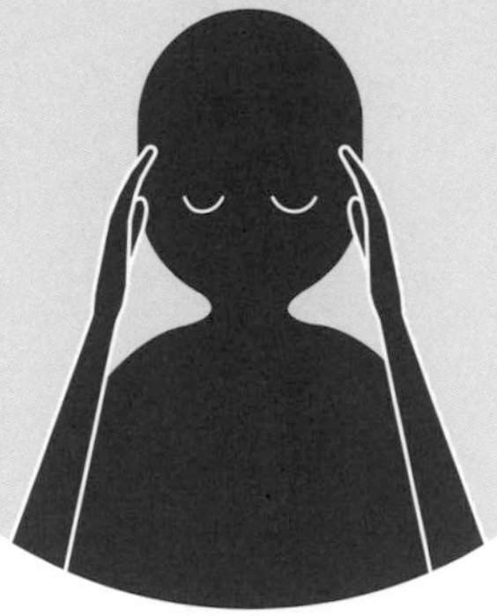

你們會清楚地想起，自己在這實相中進行不同操縱時是如何表達情慾——你們曾是男人，也曾是女人，探索過情慾的各個層面。

要做到這點需要勇氣。畢竟，如果有一個領域是你們真的會評判自己，地球也會大力評判的領域，那一定就是性了；你們對性如何適當、如何不適當懷有固定成見……

當你們自身內的圖書館書架被推倒、書本散落一地、ＤＮＡ被分裂到僅餘兩股、保有的數據與記憶少得可憐時，情慾完整地留在肉身中。當然，留下的情慾是一種生殖形式——物種保持與其本性的連結，帶來自身生命的形式。在情慾深處的機制中留有一種可以達到的頻率，多人探求，但也頻頻遭誤解——那就是性高潮。

被汙名化的情慾與性高潮

性高潮的原始目標遭到曲解，你們的身體遺忘了它所能達到的**宇宙高潮**（cosmic orgasm），因為數千年來社會教你們將情慾視為壞事，目的是為了掌控你們，使你們不去透過情慾追求自由。情慾將你們連上一種狂喜的頻率，進而回頭連上你們的**神聖源頭與資訊**。

情慾在地球上惡名昭彰，而那惡名也儲存在你們的細胞記憶裡。那段記憶不僅來自今生，更來自數千年來的誤用與濫用。你們必須在這一世清除情慾周圍的負力，同時體驗並檢視自己如何在多次元自我中運用性能量與性表現。

導向靈性自我的管道

身體的性部位是愉悅的管道，能產生療癒並刺激身體的頻率，潛在地將它導向更高的靈性自我。情慾在地球上深受誤解，當兩個人交流情慾時，很少人會發出意向、要從中連上靈性。由情慾喚起的靈性，是自由的，並將自身視為創造者。然而，情慾鮮少被用來當成升入更高意識層級的橋樑。

我們曾與許多運用光的個人談過話。自從在一夫一妻制中發現適合的伴侶後，他們達到了很高的存有境界。

由於你們處在某種振動中，一夫一妻制對你們大多數人很有益；當你們擁有多位伴侶，你們就會變得不那麼誠實，傾向於隱藏自我：你們四處留情，也只在每個地方分享一點自我。**僅有一位伴侶是最好的，但這不意味著永遠必須是同一個人**；請保持忠貞、開放，與伴侶分享，兩人能攜手走多遠就走多遠。如果恰巧走完了一生，那很了不起；如果做不到，當兩人不再溝通並照顧彼此、你感覺這段關係跳不出現狀時，那就終止這段關係，尋找另一位能與你的振動合作的人吧。

當你們進入一對一的親密關係，會培養出對彼此的**信任**。大多數人難以信任自己，因為你們沒有關於信任的角色榜樣。你們能從關係中學到何謂信任，因為關係可以當成**一面鏡子**，呈現你們從自身角度看不見的事物。

”

當你們在情慾與深刻的親密中開啟溝通，當你們沒有以情慾來逃避心靈的接近，那麼關係就可以當成一面鏡子，從外界顯示自我。

“

你們許多人以情慾來令自己分心，藉此逃避而非讓彼此更親密。一開始，你們從情慾中獲得能量，你們看進彼此的雙眼，感到渾身發燙並興奮。然後，你們並未親密地在靈性上探索彼此，反而是關閉了感受中樞、穿上盔甲，進行膚淺的性交，因為要全身進行充分的靈性連結實在太嚇人、太強烈了。有時火熱的性的確感覺很棒，美妙無比；我們只是要說，其實**情慾不僅如此**，還有更多值得探索之處：除了你自己和你對撤下邊界與高牆的成見與恐懼，沒有人能阻擋你進行這類探索。

探尋情慾自我

你們心中的諸多恐懼，來自你們在性生活中為自己創造與對他人所做的事。你們的性歷史影響著靈魂每個部分，因此靈魂的課題會在在清楚地大聲傳遍全身。有時你們不想看清這點，因為太痛苦；你們認為它不對，所以評判它。停止評判，中立地看待你們所做的事——無論你們有何發現，無論事情看似如何可憎、困難，無論其中有多少犯規，請了解你們的目標是來此蒐集數據並了解自我。

情慾是一種頻率，它代表著哪怕你們的歷史、記憶、身分被去除並拆散，也沒有從你們身上奪走的部分，你們會發現**自我的完整能力是透過性經驗保留**。當然，從未有人教導你們這點，這裡我們要砲轟一下教會，所以要對你們當中的教會成員說抱歉了。教會是以組織的型態運作——它是掌控宗教與靈性發展的產業，創造了許多工作與層級，也創造了社團。很少有教會願意將資訊帶給人們，你們通常不認為宗教能帶給你們資訊，對吧？能帶來資訊的宗教，才是以真相的振動來運作的宗教。

靈性領域是人體不得其門而入的存在之地。由於情慾提供的機會讓人類能重獲記憶，或者連結其靈性自我與靈性創造者，或者找到管道進入你們無從進入的靈性領域，因此教會四處宣揚情慾的生殖功能——他們亟欲灌輸你們：擁有情慾的唯一理由是生下人類幼兒。

顯而而易見地，教會將情慾當成了壞事來宣揚：他們告訴女人，情慾是她們服務男人時必須歷經的事，而且她們無力掌控生產過程。女人相信這種說法，因此直到今日，你們大多相信自己無法掌控那一部分的身體。

你們必須明白，只有你自己才能決定你是否要生孩子，事情並不如教會說的那般複雜。**決策**與**意向**是落實經驗的關鍵，你們可以掌控自己要不要生孩子。如果女人在過去數千年來有這種能力，如果她能探索情慾自我、又無須恐懼會懷孕，或許男人與女人都會發現，他們比先前教會告訴他們的**自由**多了。

加入愛的頻率

從愛的經驗中，會發現情慾的最高頻率；那和你們是同性戀或異性戀無關，而是和兩個人類將愉悅帶給彼此，從而開啟意識頻率有關。不過，你們對於在性的表達中何者恰當、何者不恰當，有著深信不疑的成見。

愛是所有關係中要創造的本質。如果你們愛並尊崇某人，你們的密度組成是什麼根本無關緊要，要緊的是愛的振動與你們如何探索這份愛，理想上，它享有並搭配男女雙方的融合，從中形成雙生火焰P298。

“理想上，情欲是透過感受來探索。”

第三、四脈輪將你們連接上情緒與同情的自我，進而連接上靈性自我。靈性自我是你們多次元自我的一部分——你們透過靈性自我以多種形式同時存在，而你們獲派並同意進行的任務，就是在你們的身分中覺知所有這些實相。當你們對此產生覺知，就能進入不同頻率中，憶起自己的身分，改變這個宇宙的振動頻率。

我們喜歡談論情慾，因為情慾在地球上是如此神祕，而且某些祕教對情慾潛在用途的一些知識祕而不宣。

你們是電磁生物，當你們的肉身與另一個人類結伴，你們的電磁頻率便會產生連結；當頻率調和並加入愛的頻率，就會發生不可思議的事。

數千年前，在地球某些地區仍保有較多母權觀點的社會，女性上帝的能量會透過個人來傳達與運作：女性了解自己的力量、直覺、感受中樞、連結，以及她對創造生命的渴望。她也了解，如果她無意生孩子，就永遠也沒必要生孩子。然而，為了讓父權社會走完周期、使地球準備好進行意識的改變，女性能量必須到後座去。因此，**女性力量、能量與其對情慾的了解都被壓抑**。過去兩千年來，地球上的女人開始相信她們無力掌控自己何時要生孩子，情慾被看成是噁心的壞事，性也被教導成僅屬於婚姻權利的一部分，諸如此類。所有這些都是一種行銷計畫——今日還有一些對情慾及其表達製造更大恐懼的行銷計畫：即愛滋病、皰疹等種種新疾病。你們在報紙上讀過這類新聞，於是對自身的情慾表達嚇得魂不附體，恐懼自己的直覺，也恐懼自己的喜悅。你們明白了嗎？

愛自己

在DNA重新編排之前，許多人是以愛形成電磁連結，以達到更高領域，爬上自我的階梯，並接觸星球外的頻率。他們創造出一種火箭般的經驗，將自己推送出去，進入其他實相系統。這是地球上保守得最嚴密的祕密之一。

請正視自己的「感受」

和我們談過話的人，在情慾方面多半有深刻無比的經驗。我們想再次指出，我們不對你們碰巧與誰締結關係做出區分或評判，我們建議你們也捨棄這種評判；那是過去的計畫，和你們建立關係的是異性成員或同性成員都無關緊要。我們想談的是，**兩個人類藉由任何肉身方式結合，只要是分享愛，那就是適當的**。人體結合時若缺乏健全與愛，人們便會認為那段經驗不佳，這會在人體內創造出各種傷害性的後果。

你們的情慾中留下了高潮經驗的頻率，以便你們憶起自己的更高身分。當這種自我的能量或歷史顯露，你們發現了自己的身分，就能以肉身與你們多次元自我的諸多身體結合。為了完整接受身分網格的影響，要讓十二螺旋安頓於你們體內，使光編碼細絲重新編排。這段過程與心智體有關，而心智體當然與身體有關；情緒體則與靈性體有關，你們人人都想略過情緒體。你們說：「我想演化、我想加速，但我不想透過感受中樞加速。」

你們要透過**感受**連上自己的多次元自我，而卡住你們的，主要就是感受。你們的「東西」在那裡是有原因的，請接受這點。多數人想要埋葬自己的「東西」，將它丟進戶外的垃圾桶，就像那是不屬於你的醜陋之物——這個「東西」是你們不喜歡處理或接納的身分陰影面。

我們了解，有時發生事情時，你們會貼標籤說：「我痛恨這部分的自己，我只想盡快了結，把它掃到地毯下，然後統統忘記。我已經受夠這東西了。」你猜怎麼著？這些「東西」——這些課題——正是你們生命的珍寶，是你們的學習之道。

你們同意變異，同意將光拉進體內，並在地球上孕育光之家族。既然光是資訊，你們就必須處理你們對自己隱藏的一切。**情慾是主要的課題，因為它是你們的祕密自我——隱藏的自我。**社會這樣告訴你們：「這是好的；那是壞的。你們要這樣做；你們不可以那樣做。」

是誰給你們這些法則？

最初給你們這些法則的，究竟是誰？

關於「愛」的課題

你們之所以卡住，那是因為你們辨讀不出對自己述說的語言符號有何意義，因此你們盤旋不前。你們許多人愛自己編造的故事，因為能引起他人注意。如果你們沒有故事，誰要跟你們說話呢？請觀察自己的身體，看看它教導自我什麼。理想的話，你們會學到如何完全適應肉身，當你們擁有新的情慾身分時，你們就能療癒痛楚，創造出一片更舒適、喜悅的天地。

情慾是一把鑰匙，它是進入更高意識領域的入口。當你們重新定義自我、光編碼細絲給你們的自我一個新定義時，你們在性方面也會開始改變。情慾必須為你們所有人服務，我們從經驗告訴你們，它是你們此時最害怕的領域，我們保證日後還會出現更多令你們恐懼的領域。

如果你們卡在愛的概念上，無法理解當中發生了什麼事，那麼你們的難題在於想從自我之外尋求愛。你們尋找他人來賦予自己的生命意義，給你們證明；如果找不到那個人，你們就會生氣或覺得自己沒出息。這是伴隨你們成長的模式，父母與社會呈現的都是這套模式。我們要不厭其煩地說，你們所能做的最重要的事，就是**愛自己**及**尊重地球**，但你們總是忘記這點，執意尋找下一段關係來讓自己完整、圓滿。你們覺得沒有這段關係，自己或許就不那麼被接納為公民，於是你們感覺孤單。你們必須學習如何獨處，**孤單僅是一種心境，你們永遠、永遠不孤單**。你們四周有不計其數的實體，如果你們能停止自憐，會發現數據持續衝著你們來，多到會令你們想獨自安靜一下，你們才能好好接受那些資訊。

> **當你們愛自己、停止執意要他人愛你時，才有能力接納他人給你的一切。讓你們重視自己很重要，如此一來，你們才不會安於虛假的愛。**

如果你們決定尋找伴侶或與別人一起振動，但天不從人願，請不要抱怨嘮叨，或者板起臉來要對方依你的需要改變。如果你們為自己訂定而非捏造價值，那只要改變你們的實相，繼續獨自前行，直到找到能反映你們價值的人就好了。在這一路上，請以對自我的愛來振動，尊重自己，並了解你們來此的旅程是關於各種關係中的**自我發現**。這段旅程不僅是關於為人夫妻，更是關於在接觸眾多生命的同時，尊重自己的肉身及自我的獨特性。請務必允許自己與自我合作，讓自我演化。

你們所有人都害怕與自我變得親密——害怕獨處。一旦你們發展出這類親密關係，這種安靜、自愛及對能量的含蘊，那麼當你們與他人建立親密關係時，就會讓那種親密面成為標準。

情慾同樣具有頻率

情慾在此時仍令人大惑不解，因為你們還在提升並研究你們的頻率。**當你們的身體結合時，即使僅是擁抱，也會交換頻率**。身體在性經驗中會釋放荷爾蒙，喚醒細胞內的某些能量，然後一個人的精華就會轉移到另一個人身上——那便是為什麼你們與別人發生性關係時，有時會無法擺脫對方留在你們身上的能量的原因。儘管你們不想與那個人在一起，那個性經驗的影響仍然會在，因為你們有電磁上的交流。

性能引發體內的力量

你們正在經歷這種頻率的調節，學習如何提升頻率到能持續接收資訊、自愛、自我親密的境地。因此，在你們顫巍巍地摸索自我，層層累積，並與另一個人融合時，心裡可能會非常迷惑，有時甚至驚恐不已。你們的覺知變得愈強，就愈能掌控身體的運用，你們會透過它來接通資訊，使其就位，當然也用它來從事性活動。

如果今日以性表達自己能激發你們的最高成長，你們就會自動創造出那個經驗，因為你們已經準備好了。請了解，在自我演化的過程中，往往會出現性活動的休眠期。在性頻率中，你們彼此交流；因此，**如果你與自己說不上喜歡的人形成連結並進行化學交流，那就是在接受對方的垃圾**，因為你們十分親密地交換了能量。

有時你們會從那種交流中被引開，這時你們或許會想：「噢，天啊，發生了什麼事？我老了嗎？我油盡燈枯了嗎？發生了什麼事？」事情不是那樣的。你們可以學習運用帶來性刺激的能量，不需要將它給別人——與其讓情況變得混亂瘋狂，你們可以藉由自慰的藝術探索那股能量，同時心裡知道那是完全合法、無妨的事；或者，你們可能會想單純地觀察自己如何在性刺激下產生感受，然後決定要怎麼做，你們或許會說；「好吧，這次我按兵不動，我來看看這股能量會流向何處。」請看著這股能量，任由它在你全身升起，然後把它用在其他領域。

學習善待並珍視自己

你們會來到必須珍惜、支持並愛自己的階段，將自我像新生兒般擁進懷裡，同時明白你們會盡力善待自己。

許多人會刻意令自己分心、不願內觀自己，請找一個能讓你們沉澱、安靜下來尋求答案的地方。整天打電話給別人要答案是行不通的，這麼做顯示你們是從外界尋找答案。當你們學會**向內尋求答案**

時，自我便會發言。你們通常聽不見自我的聲音，因為你們將自己鎖定在某些行為模式中，你們知道自己必須改變，卻不想改變，因為你們不知道屆時自己將會變成什麼樣子。

老實說，**你們害怕的是自己**，這種事屢見不鮮——你們害怕自己不完整、非常想要完整，所以你們告訴自己：「我很完整，我是自己的主宰，但我需要他人，我被他人吸引。噢，不要，我不想看。我嚇得要死。我誰也不需要，但我確實需要別人。」你們便是如此反反覆覆。

請學習讓心智沉澱下來，完善地掌控自己的能量。那是什麼意思？意思是無論你們身在何處，都要好好觀察自己——你們的身體姿態如何？如何運用雙手？你們是否一再老調重彈？你們是在發言還是保持沉默？請學習不加評判地觀察自己；請藉由判定自己要呈現出什麼樣子、自己目前又是什麼樣子，來學習自我觀察並校正。

性是交換能量的一種方式

頻率會特別在愛的連結中從你們身上傳給另一個人。愛的連結並不是指從此你們不分彼此、你中有我、我中有你，只是意味著你們的關係會延續到彼此認為適當的時候，而所謂適當是指你們尊重彼此、交換能量，任由能量像流經開放電路般自由流動。當你們不再愛彼此、不再彼此連結，就不會再有交流；電路不再開放。那並不意味著你們不能擁有美好的性，只是表示電路不再開放。

當這股電流愈升愈高，高潮就會攀上人體所能接受的更強高度，因為神經系統已經有能力處理更高的狂喜頻率。神經系統決定著你們如何表現自己、感受如何；如果你們的神經系統演化不足，性經驗就會非常有限，因為引導電流的是神經系統。

性高潮經驗會帶來療癒與肉身的重新編排。

你們最終將不再能接近以不同電壓運作的人，你們無法與對方在一起。你們自此破鏡難圓——就像九號的腳永遠塞不進二號的鞋一樣，那是行不通或不舒服的。你們不再適合彼此，因為你們的振動不相容。

當你們進入性的連結時，終將了解到振動滋養的重要性；性連結僅是你們與以相同或相容升壓率運作的人融合的一種方式。

你們的實相在我們眼裡很有趣，因為從你們清醒時的世界其實可以找到很多線索：你們到國外會發現接不通的電器，因為不相容，所以必須找變壓器。**如果你們進入親密的性關係時，必須時時為彼此的振動進行變壓，那會帶來壓力**。事情會變得太費力，你們會將所有能量用來創造變壓機制，然後你們會自我否定，不允許自己精益求精，因為標準降低了。

身體連接更高頻率的環節

一九六〇年代是性探索的開端。範式在一夕之間改變，當時地球上有諸多能量，加上各種改變心智藥物的實驗性攝取，很快便樹立了新範式，讓你們與上一代決裂，邊界馬上隨之改變。你們與相信戰爭、不用心感受的世代——他們在黑暗中表達性，或許還裹了層層衣物——決裂。你們在許多方面大力打破範式，設立新趨勢，創造新的存有方式，這是了不起的事。「噢，天啊，自由的性與愛，總算不必再遮遮掩掩了！」你們說。

如今，又到了全新的革命出現的時候了！透過這場革命，你們的振動將與另一個人相連，你們將不再對情慾分心，也不再假裝自己沒有任何障礙——假裝自己可以採用各種不同的姿勢做愛，愛怎麼講就怎麼講，愛怎麼做便怎麼做，所以已經獲得性解放。那不過是情慾領域中的身體有氧運動罷了！

我們希望你們進入的是：靈魂的有氧運動與柔身術——即振動；人人都渴望兩個人在一起並以這種能力深刻交融。如果你們有所恐懼，那是因為你們沒有這類框架或角色榜樣可參考；你們必須打造出這類榜樣或框架、必須去相信，由於你們渴望進一步理解自我，那股能量便會在宇宙藍圖的設計中，以某種方式很快帶來一場新運動。

你們會清清楚楚地想起，自己在這實相中進行不同操縱時是如何表達情慾——你們曾是男人也曾是女人，探索過情慾的各個層面。要做到這點需要勇氣，如果有一個領域是你們真的會評判自己、地球也會大力評判的領域，那就是性；你們對性如何適當、如何不適當懷有固定成見，因此，當許多人憶起對自身情慾的種種作為時，可能會十分震驚。

要了解，**情慾在地球上始終是身體連接更高頻率的環節**。儘管數據在體內大多四分五裂、零零散散，但是，這種創造生命的潛能，仍能使你們從存有的根本與自我的核心完整了解自己的身分。性振動是你們連接自身宇宙身分的環節，但這整個概念已被完全曲解而失落了。我們只是要說，事情的背後有更大的全局，而且比任何人膽敢相信的要刺激多了。

有些存有不願意你們和諧地連接上性頻率，因為它能帶你們進入解放的領域，你們或許會從中領悟到真相。留給你們的情慾，讓你們能透過神經系統駕馭其頻率並超越肉身，進而連接更高的心智。如果早有人告訴你們這是出路，那還有誰掌控或操縱得了你們呢？

人們必須清理性經驗自古以來所沾染的負面含意與評判，若要進行頻率與身分的融合，你們必須**與性和解**。有人透過操縱，施加了限制的邊界，讓你們無從得知情慾的真相。他們告訴你們，透過情慾能繁殖並經歷性高潮，卻沒有告訴你們，**情慾可以用來開啟頻率**。你們可以用情慾來進行接觸，並以這種方法憶起自己的身分，改變身體的振動頻率。

接下來，你們對情慾的表達會展開全新的面向。你們會演化，你們會成長成長，前提是——要找到志同道合、願意和你一樣開放的伴侶；如果是和老玩推託或拒絕這一套的人在一起，那可就達不到那種演化了。

- 性高潮的原始目標遭到曲解已有數千年，你必須在這一世清除情慾周圍的負力，同時體驗並檢視自己如何在多次元自我中運用性能量與性表現。
- 請保持忠貞、開放，與伴侶分享愛與性。你們倆能攜手走多遠就走多遠，如果恰巧走完了一生，那很了不起；如果兩人不再溝通並照顧彼此且這段關係跳不出現狀，那就終止這段關係，尋找另一位能與你的振動合作的人。
- 當你和伴侶在情慾與深刻的親密中開啟溝通，而不是以情慾來逃避心靈的接近，那麼關係就可以當成一面鏡子，從外界顯示自我。
- 請明白：情慾是一種頻率，自我完整能力會透過性經驗保留。
- 你是電磁生物，當你的肉身與另一個人類結伴，你們的電磁頻率便會產生連結；當頻率調和並加入愛的頻率，就會發生不可思議的事；但是，人體結合若缺乏健全與愛，便會在人體創造出各種傷害。
- 你所能做的最重要的事，就是愛自己和尊重地球，而不是期待透過一段關係來讓自己完整、圓滿。
- 你必須學習如何獨處，孤單僅是一種心境，你永遠、永遠不孤單。

• 當你愛自己、停止執意要他人愛你時，才有能力接納他人給你的一切。你必須重視自己很重要，如此你才不會安於虛假的愛。

• 請以對自我的愛來振動，尊重自己，並了解到你來此的旅程其實是關於各種關係中的「自我發現」。

• 你會來到必須珍惜、支持並愛自己的階段，將自我像新生兒般擁進懷裡，同時明白你會盡力善待自己。

• 請學習不加評判地觀察自己；請藉由判定自己要呈現出什麼樣子、自己目前又是什麼樣子，來學習自我觀察並校正。

• 當你進入性的連結時，終將了解到振動滋養的重要性；性連結僅是你與以相同或相容升壓率運作的人融合的一種方式。

• 人必須清理性經驗自古以來所沾染的負面含意與評判，若要進行頻率與身分的融合，你必須與性和解。

Chapter 21

許下承諾
活出愛與光

我們希望你們有能力走到懸崖邊，跨出重要的一步，站在懸崖邊的空中。我們希望你們能體認到自己內在的異端：那個部分知道這一切，未來會大力打破這個實相，樹立一個全新的意識範式——這不會是某位世界領袖的成就，而是眾人齊心協力的成果，因為群眾已做好了準備。

從我們的觀點來看，所有人都有知識，只是需要啟動貯藏在存有中的記憶。我們注意到有些人從自己的經驗所在喃喃抱怨說：「有時候我們也需要幫助與協助啊。」我們建議你們一條絕對沒問題的路——一個實用處方。

每天都要清楚表明你希望有哪些體驗

這個處方十分的簡單，只要你們**在日常的當下持續發出清楚的意向，表示自己希望有哪些體驗就好了。**

即使從他人的邊界或限制來看，你們想要的或許是天方夜譚，都請帶著體恤與「自己值得」的感受，從內在發掘會帶給你們快樂的事。哪些事讓你們感覺輕盈、與萬物相連，令你們充滿活力？在你們占據自身存有時，你們渴望以哪些事物帶來地球的和平？

無論那些事物是什麼，請開始想望它們，以下面的話召喚它們來到身邊：「我的意向是要體驗一種和諧的生活方式；我的意向是要體驗健康與能量，讓我能進行富創造力的冒險；我的意向是我會不虞匱乏，獲得充裕的保護與食物，以及需要用來體驗生命的一切，我會將這種充裕傳下去，與他人分享。」這些並不是你們成長時學到的思考方式。請**每天兩到三次**、每次花少許時間來清楚發出意向，表明自己想要什麼。

請每天召喚光的頻率，藉以開啟體內與頭頂的能量中心——我們稱之為「光柱」。勾勒一道光進入你的十二脈輪中心，七個在體內，五個在體外；這些脈輪是資訊中心或漩渦，一旦啟動，便開始旋轉。開始旋轉後，它們會在你體內創造出一種運動，啟動光編碼細絲合力運作、重組，最後形成身體的十二個演化螺旋。

> **任何人想要達到與肉身存有的完全平衡，就必須在日常基礎上進行某種深呼吸課程，這點非常重要——這是一種看重呼吸的課程，以氧合作用將氧氣帶入體內。**

對於希望大幅加速能量的人，我們推薦的另一種活動是**旋轉**：

請由左到右旋轉一百八十度，目光聚焦於拇指，轉一次數一下；建議你們一天至少轉三十三下。你們可以慢慢累積到三十三下；如果可以一天三回，每回轉三十三下，也就是一天總共轉九十九下，那你們離開地球——或者至少這個次元——的日子就指日可待了。旋轉完畢後，無論轉了幾下，請雙手合十置於胸高處，眼睛保持睜開，雙腳打開到肩膀的寬度以平衡自己，才能感覺有重心，同時又能感覺到殘存的旋轉力道——這麼做能**大幅加速體內脈輪系統的旋轉**，進而大幅加速你們解釋與接收數據的速率。

因此，你們要使用的方法是發出意向、呼吸、運用光柱，以及旋轉。

此外，還必須加上一點：由於你們是正以很快的速度改變頻率的電子存有，所以我們建議你們喝大量的水——清水、淨化水或泉水。我們之所以如此建議，是因為**水能成為渠道或導體**，保持你們的系統開放流動。

去體驗意識狀態的改變

你們還有很多其他事可做。請學習**體驗意識狀態的改變，但不失去掌控**；請培養這類體驗，進入其中蒐集資訊，改變可能性，進入時間廊道，轉變自己的人生，接著以意志的完全、充分運用，從這類意識改變狀態中抽身。當你們學習這些事時，體內的加速會變得非同小可。當地球上的多數意識註記了這類能力，組織並監督人類意識的整個網絡就會自行改變，屆時來到這裡的能量會更多，因為能接納能量的人變多了。

學習接受與尊崇

每個人都能學習接受並尊崇這股能量，因為它必須找到地方儲留。它就像一座油井，如果沒有接好油管，任由油井四處噴發，那還有什麼用？沒什麼用，只會製造混亂。然而，當你們從地球接受如油井、天然氣、瀑布般的能量禮物，再結合自己的意志，就能提出一個引導能量的目標或方法來，而引導這些自然資源的人就會有豐富的收穫。

在引導與貯藏能量的整段過程當中，**珍視地球及其經驗**是最基本的第一要務。此時的你們擁有異常豐富的自然資源，你們必須接通並指引它，然後人人在取用度與熟練度方面，就能變成十分富裕的個人。

「接地」的重要性

許多人達到更高的領域後，就希望待在那裡不動，將在地球的任務拋諸腦後——你們必須學習**保持接地**。

許多人並不了解接地的必要性，不久你們就會發現，如果加速得愈來愈快，但沒有接地的根基的話（沒有連接著你們並將各世界融為一體的事物），神經系統或許會出問題。當頻率改變、更多的光進入體內時，你們的標準載具會開始接收大量數據。有時你們會感覺活在這個世上令人厭倦，你們只想趕快進入接納數據的狀態，遺忘所謂的塵世；如果沒有接地，你們就無法讓資訊進入你們的實相產生效用，它只會使你們的系統超載，或是你們無法轉譯自己接收到的資訊並保持冷靜。

你們必須同時平衡多個世界。要如何辦到？發出意向、實踐、命令。

接地允許不同世界融合，讓你們能進入眾多世界；它允許你們感受到豐沛的能量，並在需要的時機與地方引導這一波波能量——成為超級人類。

接地的一個好方法是走出戶外、坐在地上，所以請走出去，置身於大自然中：站或坐在樹木旁一會兒；拿一把椅子坐在太陽下讀書，讓陽光灑在身上；或是去游泳，或者將腳放入水中。這些都是自然的元素，它們構成地球，所以你感受得到它們。

神經系統須能轉譯接收到的資訊

當你們開始演化、整個人類物種也開始融合不同次元時，神經系統就必須有能力轉譯所有這些能改變你們對世界的定義的資訊，而這樣的時刻已經到來。你們熟知多年的資訊開始變得更公開了，許多原本對外星人或個人成長不感興趣的人開始產生興趣，或者至少開始有所覺知。他們覺知到有一場運動正在興起，不僅美國改變了，全世界都改變了。

此時不同能量正在相爭，你們可以稱之為小衝突，也可以看成大戰。這場戰爭還會愈演愈烈，因為關乎誰的頻率會在地球上勝出，誰能擁有、操縱、培育你們的頻率。你們這些以人類外貌行事的頻率（存有）究竟是誰？你們在這個時間帶的工作究竟是什麼？

這裡的基本要務是知道你們是誰、知道你們在做的究竟是什麼事。當你們變成多次元存有，便能在各次元之間來來去去；當頻率改變、能量加速，你們的身體會歷經神經系統必須處理的劇烈、迅速的轉變，而神經系統就是資訊的輸送器。

你們必須學習同時處理多個實相，請明白你們要做的正是這件事，而你們轉譯資訊的地方，就是地球。如果把資訊與能量接到地球來不重要，你們就不會來到這裡了。因此，每當你們發現自己接收到電或能量，請了解自己正處於意識改變的狀態，也要了解意識改變的狀態有諸多版本，你們必須教自己變成一條大輸送管般的管線。當你們明白自己處於意識改變的狀態，正獲得資訊、療癒能量、提升或揚升時，請將自己當成一條輸送管，透過自己來傳送能量，同時承認、體認到自己正在進行多次元表達。請記下這個時刻，但**不要加以分析**，只要讓能量經過你們的篩濾進入地球，日後一切將變得明朗。

命令自己信任情緒，從而發掘情緒體

你們可以藉由發出命令，讓自己相信**情緒可以被信任**，從而發掘自己的情緒體。請命令自己相信情緒是好事，情緒是安全的，可以帶你們前往某處，它帶來益處而非障礙，不應被誤解。每當情緒在你們身上釋放時，請仔細檢視它發揮何種功能。當你們與孩子起爭執，孩子向你大吼，事後你感覺很糟並哭泣時，請檢視自己的情緒。那種情緒能為你做什麼？**每當你們充滿情緒，就是在接觸來自許多不同實相的資訊——請找出那個頻率，掌握它**。

請釋放並感受自己的情緒

世人多半相信情緒是難以掌控的，但並非如此——你們可以掌控情緒，無須失控。情緒可以變成

內在頻率，讓你們透過它深刻感受自己存有的內核。不過，別人有可能盯著你們，不清楚你們是怎麼一回事。

> **這並不意味著你們要封鎖情緒，只是要建立某種方法來讓自己感受情緒，不去評判它的好壞，僅去體認自己正感受著它，看看自己要拿那個情緒怎麼辦。**

它會帶你到哪裡去？下一步是什麼？請脫離帶來那種情緒的事件，那會對你們某些人有幫助。體肌療法能帶來某種釋放。你們以身體的組織與肌肉形成覆蓋骨骼的盔甲，密實的組織使骨骼的內容物不致浮上表面。由於故事就藏在骨頭中，如果要接觸到骨頭中所蘊含的資訊，你們就必須穿透組織裡的層層障礙，才能獲知體內的真相。

你們的藍圖，或者你們來到地球的任務，會在你們接近目標時開始沸騰。那就像你們兒時玩的遊戲，把某樣東西藏起來，當有人靠近那樣東西時，你們就說：「變暖了。」（西方孩童玩的遊戲，將物品藏起來讓人尋找，當尋找者行走方向接近物品時，知情者就說「變暖了」；當尋找者遠離物品時，知情者就說「變冷了」）你們的身體會在藍圖開始接管、你們跳出邏輯心智進入經驗時，變得興奮——那是因為你們正在對準自己的目標，你們的身體而非心智會接收那份資訊。如果你們任情緒四處遊走，那會比你們評判情緒、不了解自己經歷什麼而試圖掌控時，帶來更令人滿足的經驗。

你真的需要情緒

你們需要自己的情緒，這點我們再強調也不為過。有些人很自豪自己能不帶情緒，但這走不了多久，因為你們會發現，自己引以為傲的那一點將招致你們的毀滅。

你們或許覺得自己已完成父母輩的課業——說得更精確一些，你們在特定時間擁有的視野，就是你們當時所能擁有的最大視野。當你們體驗過某種體肌療法或水晶療法，或者創造出任何更高境界的運動後，就能看見更大的全局。

資訊被貯藏並寫在石頭中，資訊也被貯藏並寫在骨頭中。骨骼結構很重要的原因就在這裡，因為它貯藏著你們此生的許多經驗。讓事情浮上檯面吧，不要因為以為已了結某些事但事實不然而苛責自己，請說：「那太好了！原來還有更多內情，我喜歡！」請像挖到金礦一樣面對那個經驗——彷彿你們發現自己已脫胎換骨而成了一個有錢人。

你們所經歷的一切都是自己決定要經歷的。你們並不知道自己清理了多少東西。你們不僅為自己，也為地球打開了意識管道，好在你們今日清理的東西還算簡單，日後當你們對一切不動於心、覺得一切再無差別的時候，會出現一些異常古怪的東西——一切都會在適當的時機發生。

演化或內在數據對外在數據的接通，就是此刻正在發生的變異。當你們接觸自己恐懼運用的所有情緒體時，便是在進行清理：**你們必須接觸情緒體來了解自己的靈性體**。如前所述，心智體與身體習習相關，情緒體與靈性體相偕同行。由於靈性體非實體，你們又被鎖定在實體領域，所以你們必須透過情緒來完整接觸非實體領域。

人類有喜歡陷入人生戲劇的傾向，以致容易迷失在處理過程中，使它成為一種生活方式——這一點益處也沒有。你們永遠都在處理這類事件，並這樣告訴別人：「別打電話給我，我有事要忙。我為這東西忙得暈頭轉向，找不到出路。」但這其實一點也不「酷」。是的，你們必須檢視自己的個人戲劇；是的，這些個人戲劇是給自己的豐富滋養，但你們必須吃完這餐，繼續過日子，另尋其他饗宴。請停止一再耽溺於往事，彷彿你們唯恐自己解決了這些課題，人生中就不會再有任何令你們興奮的事出現；好好處理完這些課題，是一件好事。

聆聽演化時身體的需求

人體正在演化、改變，它或許相信它需要某種營養組合，因為你們是這麼被教導的，但在理想情況下，你們會開始遺忘這類教導——未來你們會聆聽身體的需要，讓身體告訴你們它想要什麼。我們猜許多人已經改變了自己的飲食，你們不再能自在地吃以往習慣的食物，因為某些食物中的振動強烈到與你們格格不入。在你們所知的肉品業中，牛、豬、雞吃的不是食物：牠們住在小隔間裡，多數根本不見天日；許多動物在彼此頭上排泄，因為牠們住在層層相疊的小金屬籠裡，牠們就是被這樣養大的；人們以類固醇與抗生素餵養牠們——不是食物；牠們不是在愛中成長。當牠們被帶去屠宰場時，也不是在愛中被宰殺，你們攝取到的便是這種振動。

”要記得，萬物都以振動的形式存在，動物被放到地球是要陪伴人類、以這片土地爲生的，如果有必要便餵養你們、給你們保護——這一切都要以愛來進行。“

如果你們住在農場養大自己的雞與豬，如果你們餵牠們真正的食物，如果到了該宰殺的時候，你們以同情與愛來進行，那很好——你們給動物生活品質，牠們就會反過來自我循環，給你們愛與生活品質。

這是理想情況，地球曾有很長一段時間是這樣的，但如今這已不再是現實。

請留意萬物中的振動。

請讓身體述說它要什麼。請讓自我願意改變，因為當你們試圖提升振動、建立光體時，身體會遠離某些食物。請發出意向，表示自己希望改變飲食，然後再發出意向，讓事物來到你們身邊。我們再三強調，你們不僅是肉身存有，你們存在於許多不同實相，而且你們有諸多嚮導。因此，每個人都必須更清楚自己的意向何在。你們想要什麼？請聲明：「我想要演化、我想改變飲食、我希望培養更強的直覺。」請清楚道出自己的意向，「我發出意向」這幾個字具有石破天驚的力量。

◎成為健全的頻率看守者

真正的健康，是指體內有十二個完全變異與演化的螺旋，使腦部功能完全啟動。雖然已經開始接通，但十二螺旋完全啟動需要一段時間，有些人已經體驗到接通但尚未啟動的狀態。當它們啟動，大腦會開始完整運作，屆時你們就成了天才：你們將無所不知，你們能心電感應，你們無所不能，因為你們是活圖書館的館長，你們有入館卡片可以取得儲存在地球各處的任何資料。

傳送對的頻率來影響他人

如果你們有志闖出一番名堂，我們會請你們成為健全的頻率看守者，請守住自己最珍貴的知識與資訊，成為不受限制的存有。無論是逛街、購物的時候，還是僅僅是夜裡躺在枕頭上，只要你們活出那個頻率，心裡明白自己的身分，就能讓身邊所有人接觸到那種頻率。

日後，將有你們不再需要朝自我之外尋求資訊的時刻到來，在現在這個時期，我們和其他如我們一般的存有來到這裡觸發你們、聚集你們，讓你們形成一個個小團體，這樣你們才能相互反映，在電磁上彼此加持。我們與你們合作時，會創造出光之火花，讓開口出現；當這些開口出現在你們體內，你們會產生足以影響身邊每個人的振動頻率。只要有一件事觸動你們，你們就會傳送出一種認可頻率讓其他人接收——這是團體心智成長的方式。你們無須以理智來了解它、無須特地勾勒出它的全貌、無須領悟它，它就會發生，因為它是以電磁的方式發生在體內；你們能處理多少，就會創造出多少的能量提升。

讓自己活出祈禱文

個人必須觸動自己進入多次元性。

自我的一部分下決策說：「好吧，我希望進入這種多次元體驗。要怎麼做才好？」首先要有**渴望**，渴望是指帶你們來到當下的領悟，接著你們必須決定要如何處理這份渴望。你們或許明天就會忘記，為了將這份渴望結構化、顯示自己是認真的，你們要多參加各種事件、行動、儀式、典禮來表示你們的付出，然後便能用這種方式建構生活，送出信號表示這是你們的意思，這就像你們實地活出、走出祈禱文。教會教人祈求天主賜予他們想要的東西或祈求寬恕；我們建議你們活出祈禱文，藉由那種過程，讓日常的每一刻產生意義，並依你們行動的方式、你們對祈求目標的聚焦，來引導你們。

> **活出祈禱文包括以充分的意識對環境中的物件發出意向：建立聖壇、擁有聖物、不在你們的實相中擁有任何無意義的事物。**

我們知道，建議你們不要在這個實相中擁有對你們無意義的事物，會對某些人造成天搖地動的影響，但你們有多少人正忍受著生活中充滿著不想要的事物？可能是你們穿了十五年、腋下有幾個破洞的外套，或者是你們照顧了三十五年、身上破洞更多的伴侶。要你們擺脫生活中毫無意義的一切是個挑戰，不過這是必要的。

聖壇是啟動儀式的一大舞臺，儀式會刺激細胞記憶，提醒你們記起貯藏在體內的古代教導，並將這些教導放進你們的現用記憶中。儀式將你們放在此刻，藉由尊崇大地之母具有個人意義的各層面，帶你們進入一個接一個拓展的此刻——你們為自己創造個人意義。一切之所以化為存在，首先都是因為有人決定賦予它們能量。**任何事物都可以獲得能量，並化為個人心智啟動意志，重塑實相的力量。**

「演化」是最終目的

在地球此時的層次，**人人無不有演化的衝動**，沒有這股衝動就不會來到這裡。所有過去開啟的入口，所有為了此時鋪排的藍圖，都形塑了你們自我驅動、自我加速，進而迅速演化的條件。這本書就是一個過程與誘因，關鍵就隱藏在其中。我們鼓勵你們依在耳邊低語的衝動行動：「你們是光之家族的一部分，而地球是一座活圖書館。」我們會驅誘你們、協助你們，告訴你們說，從中能獲得諸多報酬。儘管我們永遠無法保證挑戰有停止的一天，但你們會達到某種大師境界。

請學習解讀象徵，並追隨衝動直到最終頂點。身為多次元存有，意味著開啟頻道，轉動到能接收各種頻率的狀態，然後接受頻率或知的傳送。

目前的表達詞彙或辭典所收錄的字詞，不足以表達非實體領域的感受。我們提過的大靈涵蓋許多概念，基本上它意指非實體或不在三次元視野內的事物。這種驅誘或跳躍，可以比擬成在彈跳床上蹦跳，最後奮力一躍，而在這一躍之後，你們就不再需要彈跳床了。你們跳呀跳的，奮力獲得將你們送入靈性領域的金牌，但這並不表示你們就此迷失或毀於一旦，或者你們的分子四分五裂；這只是地球上所有古代薩滿所實踐並維持的可能性——一種連接智能形式、協助人類演化的方式。

多次元性對我們而言是一種生活方式。我們明白身為老師，有一部分挑戰在於必須將我們的生活方式轉換到正在演化的系統裡來。然而，為了讓你們放心（知道自己未來會邁向這段過程），除非你們離開地球，不然這就是你們要邁向的過程，不過要如何邂逅這段過程，仍是操之在你。

我們希望你們有能力走到懸崖邊，跨出那一步，站在懸崖邊的空中。我們希望你們到那裡去，我們希望你們體認到自己內在的異端：那個部分知道這一切，未來會大力打破這個實相，樹立一個全新的意識範式——這不會是某位世界領袖的成就，而是眾人齊心協力的成果，因為群眾已做好了準備。在這個階段，地球上的光之守護者有數百萬人，而**你們唯一要做的就是自我演化**。

你們此時的工作與自我、與你們占據的肉身載具息息相關；（必須以肉身在地球運作的）自我允許你們在此時玩這場遊戲，請愛它、尊重它、珍惜它、好好照料它、讚美它，並發出意向使它以最高效能運作。你們必須這麼做，才能保持開放，連接你們的光之家族。然後，請準備好找出光遇見了誰、光要將你們引見給誰——還有，光究竟是誰。

「愛」的頻率創造意識的療癒

當你們超越光，就會體驗到愛。你們需要光，即資訊，如此才能接觸到這種愛；沒有這種資訊頻率，愛的頻率會遭到誤解。

當愛的頻率在光的頻率之前到來，你們就會認為愛要向外界尋求，而沒有理解到愛即是你，然後你們就會重蹈地球上的人自萬古以來的覆轍：崇拜並將一切神化，以為愛位於外界，而非內在。

我們來到這顆行星後，決定要先給你們資訊，加強你們的力量，並依據資訊點燃你們的藍圖，以此來運用光。

如今，你們獲得了資訊，也了解與自己的身分進行多次元光融合時會發生什麼事，因此，你們便能開始體驗到愛的頻率，它讓你們能將愛延伸到多次元自我的其他版本，在許多層次上創造出意識的大療癒。

你們在這些活動領域的經驗或許會非常強大，它們會大幅改變你們，不論到何處，你們臉上都會掛著大大的笑容，引人揣測你們發生了什麼好事。你們之所以會如此表現，是因為你們處於狂喜的振動中。你們會處於連結的振動中，吸引到身邊的每個人、每樣事物，都是那個振動的一部分；沒有跟這種頻率產生共鳴的事物，根本靠近不了你們。事實上，當你們與更高頻率產生共鳴時，不是那類頻率的事物連看也看不見你們。

當你們以資訊的頻率運作、搭配創造與愛時，就會獲得傳播那頻率的任務——不是為他人製造這種頻率，而是允許他人在接觸你們時，感受到你們的頻率。

你們深知自己是無價之寶，精通此道的人有朝一日將變得非常搶手，因此沒有道理你們不會成為這類大師——人們會將你們看成超人。然而，**你們不能就此脫離大眾**，你們得要在這裡教導大眾，讓他們知道如何變得和你們一樣。你們會自由給予並分享頻率，讓每個人發掘自我的能耐，而這就是未來地球演化的方式。

- 請帶著體恤與自己值得的感受，從內在發掘會帶給你快樂的事。
- 請每天兩到三次、每次花少許時間來清楚發出意向，表明自己想要什麼。
- 請每天召喚光的頻率，藉以開啟體內與頭頂的能量中心。
- 對於希望大幅加速能量的人，推薦的另一種活動是旋轉P335。
- 請喝大量的水。
- 請學習體驗意識狀態的改變，但不失去掌控。
- 注意！在引導與貯藏能量的整段過程中，珍視地球及其經驗是最基本的第一要務。
- 你必須學習保持接地，走出戶外，接觸地球的自然元素。接地允許不同世界融合，讓你們能進入眾多世界；它允許你們感受到豐沛的能量，並在需要的時機與地方引導這一波波能量。
- 每當你發現自己接收到電或能量，請了解自己正處於意識改變的狀態，也要了解意識改變的狀態有諸多版本，你必須教自己變成一條大輸送管般的管線。
- 請命令自己相信情緒是好事，情緒是安全的，可以帶你前往某處，它帶來的是益處，而非障礙。

- 你必須接觸情緒體來了解自己的靈性體。
- 請停止一再耽溺於往事。
- 請讓身體述說它要什麼，請讓自我願意改變。
- 請活出祈禱文，藉由那種過程，讓日常的每一刻產生意義，並依你行動的方式、你對祈求目標的聚焦，來引導你。
- 請學習解讀象徵，並追隨衝動直到最終頂點。身為多次元存有，意味著開啟頻道，轉動到能接收各種頻率的狀態，然後接受頻率或傳送知。
- 你此時的工作與自我、與你們占據的肉身載具息息相關；肉身允許你們在此時玩這場遊戲，請愛它、尊重它、珍惜它、好好照料它、讚美它，並發出意向使它以最高效能運作。
- 當你以資訊的頻率運作、搭配創造與愛後，你可能會被人們視為超人——記住，你不能就此脫離大眾，你必須在此，教導大眾如何變得和你們一樣。

Chapter 22

銀河光潮來到地球

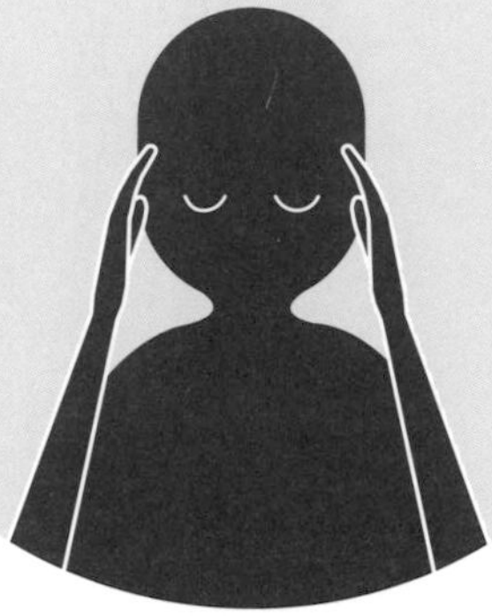

我們的意圖是撼動你們，使你們挺身而出，而非使你們不自在。但你們或許會令自己不自在；我們鼓勵你們尋求自在，我們也鼓勵你們攀爬幾座內在的意識山峰：前往新的自在之地，找出青春永駐、活力常在、創意持續湧現的山谷。在那裡，你們會發現意識的新遠景，以及來自未來的銀河光潮。

覺知是指在地球的群眾中覺醒。加速展開的事件總和，正逐漸滲入每個人的實相，而這些事件的編排與設計，是要將你們這個物種集體帶到光之表現的新八度。

這種來自銀河光潮的灌注，是從未來透

過你們在地球層次開啟的入口進入，那是你們追隨並穿過我們所分享的旅程與故事所開啟的入口。群眾正在覺醒，他們就在你們四周，你們感覺得到意識的轟隆聲、地球的內在變動，這是所有人類成長儀式的真正標記。

真理的浪潮已藏在「22」的印記當中

我們在自身老師們的鼎力相助之下，把可以使我們的目標更和諧並聚集我們能量的資訊，呈現給了地球。

我們覺得自己給了此時的地球一份簡潔的啟發訊息——一份蘊含真理浪潮的訊息。這份訊息會刺激你們——引誘你們，召喚你們隱而不現的蟄伏自我出現。我們覺得透過本書分享的資料，是要來喚醒你們內在所知的一切，使你們理解推銷給你們的實相幻象有不同版本，以及你們在這一切中扮演著或可以扮演什麼角色。

我們以引人深思的訊息刺激了你們每個人：我們的意圖是撼動你們，使你們挺身而出，而非使你們不自在。你們或許會令自己不自在；我們鼓勵你們尋求自在，我們也鼓勵你們攀爬幾座內在的意識山峰：前往新的自在之地，找出青春永駐、活力常在、創意持續湧現的山谷。在那裡，你們會發現意識的新遠景，以及來自未來的銀河光潮。

我們在第二十二章傳送最終訊息，意在運用「22」這個數字的振動，它是一個主數，與銘印並傳送大師教導——牽涉到某種編碼的訊息——到這個版本的物理實相有關。

這個訊息並非僅以文字串聯的方式傳達：本書的方法與鋪排中隱藏著層層資訊。它之所以呈現意念，產生衝突，提出解答，穿梭著啟示，在在是為了使你們最終**願意**致力於啟發自己。

我們覺得，你們會從我們在幕後運籌帷幄的這番編排中獲益。本書呈現出某種循序漸進的理解：看似紛亂蕪雜的地方、看似亂七八糟的地方，其實是亂中有序，而這種秩序都總結在「22」這個印記的最終傳達中。

在這最終的訊息中，我們要對每個人的靈魂與心說話。

請你們聆聽我們的呼喚，認可它，並以光之家族成員的身分挺身而出。在地球上的每一天，請拿出勇氣活出那個光，並與你邂逅的一切分享光，這並不意味著要說教或推銷那道光，而是指**活出你們明白是自己身分的那道光**，在存有的單純中發掘你們存在的目標，隨之綻放，並在地球最深度的轉化時期重新播種。

進入理解的更高八度——融合各次元並創造出新疆域——的過程，將引領每個人**深入理解死亡**。

日後你們的光將被需要，你們的光代表你們的所知。本書透過你們還無法辨認的種種設計與密碼，以多種方式在這最後幾頁提醒你們，你們深知我們述說的一切，一切都在你們體內。如今，已到了你們分享在這變化與轉渡的時代操作肉身載具的發現與奇蹟的時候了，包含你們所知的世界之死——哪裡有死亡，哪裡就永遠有再生；有死亡便有新生。

讓自己接受召喚

接近大變動的日子來臨時，你們每個人都會受到召喚，並以光柱的姿態挺身而出。你們會為走投無路的人指路，因為老方法不再能解決問題——它們已不再合用，不再有效。我們在本書中暗示或明示的是，**光會為地球帶來不少混亂**。因此，這段時期會需要你們的天賦，你們不能跑去躲起來，因為人們需要你們穿梭在各個社群間，帶來另一種存有方式；**人們需要你們分享以思維創造實相的信仰**，顯示要如何藉由療癒與創造文明及合作的新理想，來落實那個信仰。

當那段時期展開時，會顯露出古代預言復甦的生命力；這些古代預言會更多采多姿，在教導地球最偉大的課題時，也擁有自身的諸多版本。

你們演化時，會將自己的所知帶上前來，分享並活出那份所知。你們會變成一艘巨船，或者更宏偉的光之表達。

透過這段過程，你們會發現在接下來幾年內，自己的所知會以超越光的速度進展，而來到你們身上的能力、才華、資訊，其實根本就在你們體內。

我們要提醒你們，有一道銀河光潮將從未來來到地球，各地群眾都將感受到這股交會，那就彷彿整個地球出現意識的單方面提升，這股浪潮會大到橫掃千軍，才能影響所有受頻率掌控鎖定的群眾。身為光之家族、數以百萬計的你們，是為了這股銀河光波而挪出體內空間的人，你們讓第一層光體注入所有群眾之中。

光體握有物種的完整變異。藉由一個人發出意向傳給另一個人，有如電視頻道的轉臺，它透過改變意識而操弄實相。光體握有所有編碼數據，並能隨意轉譯——它能在次元內與次元間進行溝通。

要記得，物質不過是被困住的光。當你們建立自己的光體時，就是允許體內的分子結構重組——對某個物質主義層面放手，你們的靈性理解就更能和諧地融入日常生活。建立光體，就是請自己體內分子重組，允許不那麼受困的物質（光）顯化，讓在表達與尋找自身來源上更自由的光，變成你們本人，屆時你們就不會再那麼實體了（而是光體）。

當你們提升振動頻率時，就會變成自己的光體，你們會實地看見身體的變化：身體會變得更有活力、更年輕，其存有獲得的滋養更多，並確實成為大量資訊的處理者——它會變成**超級存有**；光體的建構會使你們成為超級存有。

透過回春與延長細胞生命以延長細胞體的壽命，將重新成為潮流。這是建構光體——光體並不那麼稠密，不會自我毀滅，反而會自我生成，自行補充資源——的一部分；那是所有人奮鬥的目標。你們會成為自己的光體，如果邏輯心智不那麼擔心這可不可能發生（社會不會告訴你們這是可能的），你們會感覺得到。

選擇權仍在你手上

你們必須**停止聽從社會的指示**，這點我們再強調也不為過。這是你們最困難的任務，也是你們所能做的最大決裂。你們有社會性的自我與靈性的自我，你們必須決定哪一個比較神聖、哪一個是你們的權威來源？請讓直覺自我成為權威，讓直覺自我成為人生經驗的標竿，**沒有人能為你們的經驗提供驗證**；你們的經驗是源自於你們的任務，你們知道但未必能記起這個任務。

如果理解世事時，你們採取確實有某種神聖秩序與神聖目標存在的姿態，而不是以小我的邏輯心智去理解，那你們就能迅速穿越不同實相。你們體驗這股銀河光潮的方式五花八門，不過一定會將每個人射入其宇宙版本的最佳機會中。當然，這在在出自於你們的個人選擇。

最後，我們要感謝認可光源是你們身分一部分的所有人，你們受此觸動來讀本書，接受迴盪在金色螺旋中、響徹你們自身存有長廊的靜默低語的引導。我們尊崇你們、認可你們，我們來此，就是為了要協助你們。

我們都是以光之家族的身分來到這裡，目的是要讓那種選擇與自由重新演化到地球上（也就是帶回那種選擇與自由），使地球以活圖書館的一部分、以新星的姿態，為眾多有情世界的視野帶來嶄新的光芒。

我們在未來等著你們的過去與我們的現在交會，並將所有存在射入新的八度——即存有的最高音程。在過程中有你們的協助，我們深感榮幸。

昴宿星人留給地球人的靈性成長指南

- 請活出你明白是自己身分的那道光，在存有的單純中發掘你存在的目標，隨之綻放，並在地球最深度的轉化時期重新播種。
- 你必須也將深入理解死亡：哪裡有死亡，哪裡就永遠有再生；有死亡便有新生。
- 光（資訊）會為地球帶來不少混亂，但你不能跑去躲起來，因為人們需要你穿梭在各個社群間，帶來另一種存有方式。

• 當你提升振動頻率時，就會變成自己的光體，你會實地看見身體的變化：身體會變得更有活力、更年輕，其存有獲得的滋養更多，並確實成為大量資訊的處理者。

• 你必須停止聽從社會的指示——雖然這可能是你最困難的任務，請讓直覺自我成為權威，讓直覺自我成為人生經驗的標竿。

• 如果理解世事時，你採取確實有某種神聖秩序與神聖目標存在的姿態，而不是以小我的邏輯心智去理解，你就能迅速穿越不同實相。

請以光之家族成員的身分挺身而出，
在地球的每一天，
請拿出勇氣活出那個光，
並與你邂逅的一切分享光……

Mystery 45

Mystery 45

Mystery 45

Mystery 45